【WEB動画サービスに関するご案内】

本書に関連する内容の一部については，南江堂ホームページにおいて動画として閲覧いただけます．

 https://www.nankodo.co.jp/secure/9784524255375_index.aspx

【パスワード：　　　】

　ご使用のインターネットブラウザに上記URLを入力いただくか，上記QRコードを読み込むことによりメニュー画面が表示されますので，パスワードを入力してください．ご希望の動画を選択することにより，動画が再生されます．なお，本WEB動画サービスについては，以下の事項をご了承のうえ，ご利用下さい．

- 本動画の配信期間は，本書第1刷発行日より5年間をめどとします．ただし，予期しない事情によりその期間内でも配信を停止する可能性があります．
- パソコンや端末のOSのバージョン，再生環境，通信回線の状況によっては，動画が再生されないことがあります．
- パソコンや端末のOS，アプリの操作に関しては南江堂では一切サポートいたしません．
- 本動画の閲覧に伴う通信費などはご自身でご負担ください．
- 本動画に関する著作権はすべて南江堂にあります．動画の一部または全部を，無断で複製，改変，頒布（無料での配布及び有料での販売）することを禁止します．

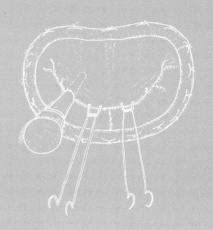
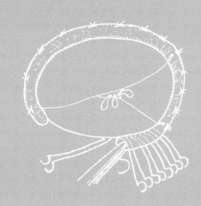

心臓弁形成手術書
スペシャリストのコツ、技とキレ

磯村 正／小宮達彦／國原 孝
Tadashi Isomura　Tatsuhiko Komiya　Takashi Kunihara
【共著】

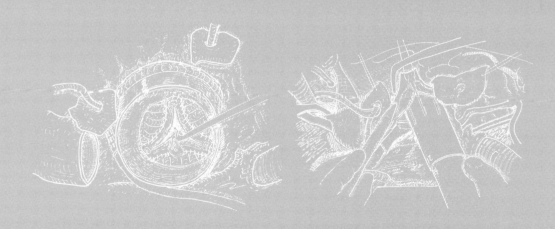

南江堂

序　文

　心臓弁膜症に対する手術は機械弁，生体弁の発達と改良により弁置換術の安定した早期，中期成績が得られるようになってきた．しかし，長期成績をみると，生体弁の耐久性や機械弁のワルファリン服用による合併症が依然として問題になっている．

　一方，Carpentierらにより発展してきた僧帽弁閉鎖不全症（MR）に対する僧帽弁形成術（MVP）は，その長期予後が僧帽弁置換術（MVR）に優ることが解明され，MRに対する早期手術はMVPが確実にできることが条件とされるなどMVPの必要性が高まっている．また，「謎めいた弁病変」とされていた三尖弁閉鎖不全（TR）に対しても，TRの存在が長期予後を不良にする要因となることがわかり，三尖弁形成術（TAP）の同時手術が積極的に施行されるようになってきた．大動脈弁閉鎖不全症（AR）に対しては，大動脈基部拡大によるARに対するBentall手術が報告され，安定した成績が示されるようになったものの，人工弁による術後の合併症を防ぐために自己弁温存手術であるreimplantation法（David法），remodeling法（Yacoub法）が報告され，Davidらがreimplantation法の20年の遠隔成績が良好なことを報告し，大動脈基部手術では自己弁温存手術が優れていることが示されるようになった．この基部拡大によるARの病態を含めてARの分類，病態に基づいた大動脈弁形成術（AVP）の術式が見直されるようになり，弁輪拡大のないARに対するAVPも一気に注目されるようになってきた．

　しかしながら，弁形成術においてはその完成には多くの経験が必要であり，少数例しか手がけることができない外科医にとっては，弁形成術に習熟するまでには多くの症例が犠牲になることもあり得る．著者自身も20年前にMVPやreimplantation法を始めた頃に，術後早期に逆流が再発し，半年以内に再手術で弁置換術を行う例を経験し，その頃は弁形成術に関する成書はなく，David先生に相談したところ，「弁形成は自分でやってみないとわからないし，外科医は経験を積み重ねなければいけない」と言われたことを記憶している．当時は弁形成術に対する有用な手術書は見当たらず，弁形成術の上達のために実際の心臓の解剖標本や手術ビデオを何度も見直し，術前のシミュレーションをしっかり行いながら弁形成術を続けた．しかし，弁形成術の優位性がわかってきた現在でも，弁形成術の確実な手術法を習得する手術書を見つけることができない．本書は弁形成術における術野の外科的解剖を十分に解説し，著者らの多くの経験に基づき，糸針や運針に至るまで弁形成術を詳細に解説し，各項目における手術ビデオで確認できるようにした．

　本書がこれから弁形成術を目指す外科医のみならず，すでに弁形成術を経験している外科医，メディカルスタッフの方々にとっての一助となり，多くの症例の手術予後の改善につながれば，著者らの望外の喜びである．また，弁形成術は外科医としての技量が重要で，確実に行えば長期予後を期待できる術式であるが，本書に示した著者らの経験からの適応，手術法を自身の技量に合わせて遂行し，決して術中に弁形成術から弁置換術へ変更することを躊躇せずに手術を確実に完遂し，心臓外科医として一歩一歩，上達への道を歩んでいただければ幸いである．

　なお，手術の挿入図は著者らの経験した手術の模式図をもとに，心臓手術経験のある佐藤了先生（耳納高原病院）に要点を確実に示すように描いていただいた．深く感謝の意を表する．

2017年7月

執筆者を代表して

磯村　正

目　次

第I章　僧帽弁形成術　磯村　正　1

1 僧帽弁形成術に必要な臨床解剖 ……………………………………………………………… 2
　　a. Carpentier分類　2　　　　　　　　b. 僧帽弁逆流（閉鎖不全）の重症度分類　4

2 僧帽弁手術のための体外循環の接続と僧帽弁への到達法と展開 MOVIE I-1〜I-2 ……… 5
　　■僧帽弁への到達法　6

3 経心房中隔左房上縁到達法（transseptal-superior approach） ……………………… 8
　　■僧帽弁の展開　10

4 後尖の病変による僧帽弁逆流 MOVIE I-3 …………………………………………………… 14
　　a. 後尖弁葉三角切除　14　　　　　　　b. 後尖四角切除　14

5 交連部の病変による僧帽弁逆流 …………………………………………………………… 16
　　a. sliding plasty　18　　　　　　　　c. リングのサイズの決定　20
　　b. 後尖切除縫合後にマイナーリークの残っているときの対処法　20

6 前尖の病変による僧帽弁逆流 MOVIE I-4 …………………………………………………… 22
　　■乳頭筋の同定の簡易法　26

7 Barlow病による僧帽弁逆流 MOVIE I-5 …………………………………………………… 28

8 僧帽弁狭窄兼閉鎖不全症に対する弁形成術 MOVIE I-6 ………………………………… 32
　　a. 弁口面積のサイジング　32　　　　　b. 弁尖側への剥離　36

9 機能性僧帽弁逆流（functional MR） MOVIE I-7 ………………………………………… 38
　　a. 弁輪拡大に対する弁輪形成　38　　　1）二次腱索離断（second chordal cut）　40
　　b. 弁下部の処置　40　　　　　　　　　2）両乳頭筋縫縮術（PM plication）　42

10 僧帽弁感染性心内膜炎に対する弁形成術 MOVIE I-8 …………………………………… 44

第II章　三尖弁形成術　磯村　正　49

1 三尖弁形成術に必要な臨床解剖 …………………………………………………………… 50

2 手術の実際 MOVIE II-1〜II-2 ……………………………………………………………… 52
　　a. リングへの糸掛け　54　　　　　　　b. 三尖弁感染性心内膜炎による逆流に対する三尖弁形成術　58

第Ⅲ章　大動脈弁形成術　　59

1 大動脈弁形成術：三尖弁　　　國原　孝　60

a. 大動脈基部の解剖　60
b. 手術の実際　MOVIE Ⅲ-1-1〜Ⅲ-1-7　64
　1) type Ⅰa　64
　2) type Ⅰb　64
　3) type Ⅰc　66
　　ⅰ) subcommissural annuloplasty（交連下弁輪形成術）66
　　ⅱ) external suture annuloplasty（外側縫合弁輪形成術）66
　　ⅲ) external ring annuloplasty（外側リング弁輪形成術）70
　4) type Ⅰd　72
　5) type Ⅱ　74
　6) type Ⅲ　78

2 大動脈弁形成術：二尖弁　　　國原　孝　80

a. 弁尖の形態と病態　80
b. 手術の実際　MOVIE Ⅲ-2-1〜Ⅲ-2-6　82
　1) complete fusion type　82
　2) incomplete fusion type　88
　3) type 2（一尖弁）92

3 自己弁温存基部置換術　　　a：國原　孝, b：小宮達彦　94

a. remodeling法（Yacoub法）MOVIE Ⅲ-3-a-1〜Ⅲ-3-a-12　94
　1) 大動脈基部の剝離　94
　2) root geometryの測定　96
　3) グラフトのトリミング　98
　4) グラフトと大動脈壁の縫合　98
　5) 弁輪固定　104
　6) 弁尖の評価　104
　7) 冠動脈ならびに遠位大動脈の接合　106
b. reimplantation法（David法）MOVIE Ⅲ-3-b-1〜Ⅲ-3-b-13　108
　1) 適応　108
　2) 手術の実際：三尖弁の場合　108
　　ⅰ) 体外循環の接続　108
　　ⅱ) 大動脈弁の評価　110
　　ⅲ) 弁尖の高さ，辺縁長の測定　110
　　ⅳ) 大動脈基部の展開　112
　　ⅴ) 大動脈弁の形態の確認　116
　　ⅵ) first rowの糸掛け　116
　　ⅶ) 人工血管のサイズ　120
　　ⅷ) Valsalvaグラフトの縫着　122
　　ⅸ) second rowの糸掛け　124
　　ⅹ) 弁尖接合状態の確認　126
　　ⅺ) 冠動脈ボタンの縫着　128
　　ⅻ) 大動脈弁閉鎖不全の確認　130
　　ⅹⅲ) 末梢吻合　130
　　ⅹⅳ) 術後：弁尖接合の確認　130
　3) 手術の実際：二尖弁の場合　132
　　ⅰ) rapheの処理　132
　　ⅱ) 大動脈弁の評価と形成　134
　　ⅲ) first rowの糸掛け　136
　　ⅳ) rapheの糸掛け　136
　　ⅴ) 弁尖の評価　136
　　ⅵ) 冠動脈ボタンの縫着　136
　4) 急性解離に対するreimplantation法（David法）138

付　録　　141

索　引　　151

本書に掲載されている手術は，南江堂ホームページにおいて下記の関連動画を閲覧いただけます．見返しページに印刷された「WEB動画サービスに関するご案内」をお読みのうえ，ご利用をお願いいたします．なお，動画のある項目には，目次および本文に「動画マーク」（📹MOVIEまたはMOVIE▶）がついています．

Web動画タイトル一覧

第Ⅰ章　僧帽弁形成術 ……………………………（磯村　正）

I-1 僧帽弁形成の体外循環接続（retroplegiaカテ挿入と右側左房切開，閉鎖），大動脈切開

I-2 僧帽弁輪への糸掛け

I-3 後尖病変の形成（砂時計型切除縫合）

I-4 前尖病変の形成（人工腱索移植）

I-5 Barlow病に対する弁形成術

I-6 僧帽弁狭窄兼閉鎖不全症に対する弁形成術

I-7 機能性僧帽弁逆流に対する形成術：弁輪，リングへの糸掛け，二次腱索離断，乳頭筋縫合（前壁切開，後壁切開）

I-8 感染性心内膜炎に対する弁形成術（交連部healed IE）

第Ⅱ章　三尖弁形成術 ……………………………（磯村　正）

II-1 三尖弁形成術（septal fixation technique）

II-2 再手術による三尖弁形成術

第Ⅲ章　大動脈弁形成術

[1] 大動脈弁形成術：三尖弁 ……………………（國原　孝）

III-1-1 両冠動脈のテーピング

III-1-2 大動脈-肺動脈線維性連続組織の剝離

III-1-3 external suture annuloplastyの運針と結紮

III-1-4 弁尖中央の穿孔に対する自己心膜を用いたパッチ形成

III-1-5 fenestrationに対する自己心膜を用いたパッチ形成

III-1-6 弁尖逸脱に対するcentral plication

III-1-7 弁尖短縮に対する自己心膜を用いた弁尖延長

[2] 大動脈弁形成術：二尖弁 ……………………（國原　孝）

III-2-1 弁輪部の固いrapheの切除

III-2-2 グラフトのトリミングと基部のnadirへのマーキング

III-2-3 グラフトの基部への縫着

III-2-4 bulging高度例に対する弁腹へのマットレス縫合

III-2-5 硬化部位の三角切除と縫合

III-2-6 incomplete fusion typeの二尖弁に対する自己心膜を用いたtricuspidization法

[3] 自己弁温存基部置換術

a　remodeling法（Yacoub法）……………………（國原　孝）

III-3-a-1 無冠洞（NCS）と左房の間の剝離

III-3-a-2 大動脈-肺動脈線維性連続組織の剝離

III-3-a-3 右冠洞（RCS）の剝離

III-3-a-4 左冠洞（LCS）の剝離

III-3-a-5 GHの計測

III-3-a-6 基部のnadirへのマーキング

III-3-a-7 グラフトのトリミングとtongueの中間点へのマーキング

III-3-a-8 グラフトの基部への縫着

III-3-a-9 external suture annuloplastyの運針と結紮

III-3-a-10 弁尖逸脱に対するcentral plication

III-3-a-11 縫合部からの出血の確認と止血

III-3-a-12 冠動脈口の縫着

b　reimplantation法（David法）…………………（小宮達彦）

III-3-b-1 準備

III-3-b-2 大動脈弁評価

III-3-b-3 基部剝離と切除

III-3-b-4 first rowの糸掛け

III-3-b-5 人工血管

III-3-b-6 交連部固定

III-3-b-7 second rowの糸掛け

III-3-b-8 central plication

III-3-b-9 冠動脈ボタンの縫着

III-3-b-10 末梢吻合

III-3-b-11 二尖弁（その1）

III-3-b-12 二尖弁（その2）

III-3-b-13 急性大動脈解離

略 語 一 覧

A
AAE	annuloaortic ectasia	大動脈弁輪拡張症
AF	atrial fibrillation	心房細動
AL	antero-lateral	前側方
AMFC	aorto-mitral fibrous continuity	大動脈-僧帽弁線維性連続組織
An	annulus	弁輪
AR	aortic regurgitation	大動脈弁閉鎖不全症
AVP	aortic valvuloplasty	大動脈弁形成術

C
CABG	coronary artery bypass grafting	冠動脈バイパス術
CL	coaptation length	接合長
CS	coronary sinus	冠静脈洞

E
eH	effective height	有効弁尖高
EROA	effective regurgitant orifice area	有効逆流弁口面積
ESVI	end-systolic volume index	左室収縮末期容積係数

G
| GH | geometric height | 弁尖長 |

L
LA	left atrium	左房
LCC	left coronary cusp	左冠尖
LV	left ventricle	左室
LVEDd	left ventricular end-diastolic dimension	左室拡張末期径

M
MPR	multi planer reconstruction	多断面再構成
MR	mitral regurgitation	僧帽弁逆流
MS	mitral stenosis	僧帽弁狭窄
MVP	mitral valvuloplasty	僧帽弁形成術

N
| NCC | non coronary cusp | 無冠尖 |
| NCS | non coronary sinus | 無冠洞 |

P
| PM | postero-medial | 後内方 |
| PRP手術 | posterior restoration procedure | 後壁形成術 |

R
RA	right atrium	右房
RCC	right coronary cusp	右冠尖
RCS	right coronary sinus	右冠静脈洞
RV	right ventricle	右室

S
SAM	systolic anterior motion	収縮期前方運動
SAVE手術	septal anterior ventricular exclusion	前壁中隔形成術
STJ	sino-tubular junction	Valsalva洞-上行大動脈接合部

T
| TAP | tricuspid annuloplasty | 三尖弁形成術 |
| TR | tricuspid regurgitation | 三尖弁逆流 |

V
| VAJ | ventriculo-aortic junction | 左室-大動脈接合部 |

謹告　著者ならびに出版社は，本書に記載されている内容について最新かつ正確であるよう最善の努力をしております．しかし，薬の情報および治療法などは医学の進歩や新しい知見により変わる場合があります．薬の使用や治療に際しては，読者ご自身で十分に注意を払われることを要望いたします．　　　　　　　　　　　　株式会社　南江堂

第 I 章
僧帽弁形成術

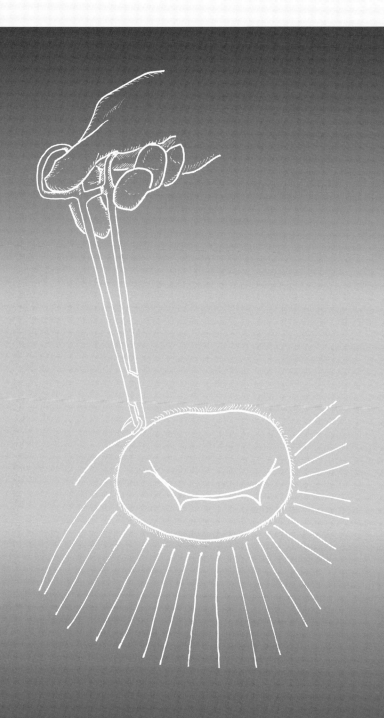

1 僧帽弁形成術に必要な臨床解剖

　僧帽弁は前尖，後尖の二葉から成る弁で，前後尖ともに後内方（postero-medial：PM）側および前側方（antero-lateral：AL）側からの乳頭筋と腱索との連続性により成り立っている．前後尖の弁葉面積は左右の交連部，中央で大きさが異なり（図1），弁葉の高さは正常では，前尖で30 mm，後尖で20 mmを超えることはない．また，前後尖の接合はある程度の深さがあり，約8 mmの接合帯（coaptation zone）を形成している（図2）．これらの弁葉の形態，弁下部組織〜弁葉の連続性に変化が生じると僧帽弁逆流（MR）が発生する．

a Carpentier分類（図3）

　Carpentierは僧帽弁逆流（閉鎖不全：MR）の発生部位をわかりやすくするために，前後尖を分割し，A_1〜A_3，P_1〜P_3（図1）と呼んでいる．さらに，MRの発生機序の分類としてtype I〜Ⅲa，bと分けて考えている．

> **■MRの発生機序分類**
> **1）type I**
> 　弁輪拡大により，前後尖のcoaptation zoneが浅くなったときに生じるもので，心房細動（AF）や大動脈弁閉鎖不全（AR）で正常左心機能の際にみられる．MRはannuloplasty（弁輪形成術）のみで制御できることが多い．
> **2）type Ⅱ**
> 　MRの発生で最も多いtypeであり弁葉および弁下部組織（腱索）の変化により生じる．弁葉は粘液変性（myxomatous degeneration）を呈していることがあり，また，弁葉に変化の少ないものでは腱索断裂のことが多い．MRの逆流ジェットの向かう方向に，ジェットが当たることによる弁輪部〜左房壁にかけての白色調の変化を認める．

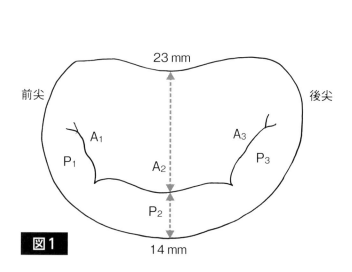

図1

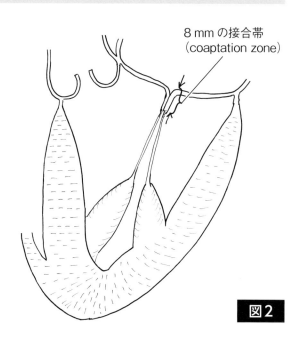

図2

3) type Ⅲa

弁葉硬化による変化で，多少なりとも僧帽弁狭窄 (MS) の要素を呈している．また，肥厚性の変化は弁葉のみならず弁下部組織に及び，腱索の肥厚，短縮などにも同時に認める．MSが主となることも少なくない．

4) type Ⅲb

いわゆる機能性僧帽弁逆流 (functional MR) で，原因は左室拡大により，弁輪拡大と同時に乳頭筋から腱索の連続で弁葉が引っ張られる (tethering) ことによって，両側弁葉が接合 (coaptation) することができなくなり，高度の場合は閉鎖時にも弁尖間に大きな間隙を生じるようになる．弁輪形成以外に弁下部のtetheringを改善する形成術が必要になる．

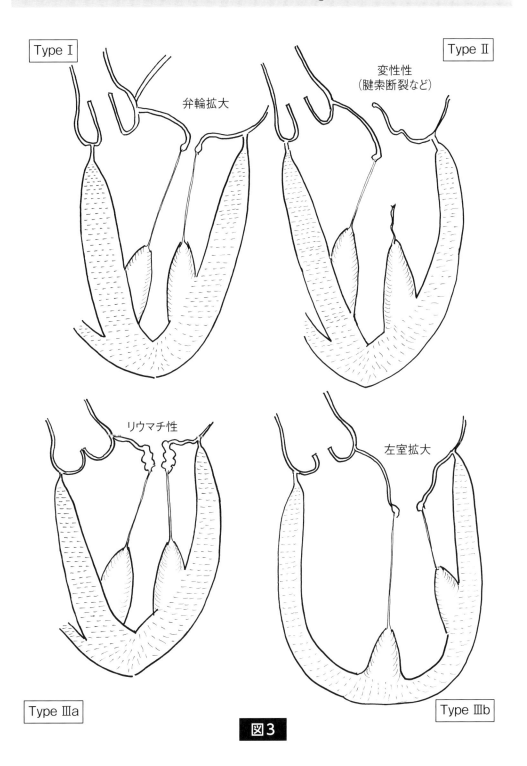

図3

MRはtype I～III a, bの種々の原因により，前後尖の弁尖がうまくcoaptationできないことにより生じる．

正常の弁の開閉ではcoaptation zoneは前述の通り8 mm程度とされ，このcoaptation zone内での「ずれ」であればMRは生じないが，この「ずれ」が大きくなるとMRが生じる．

また，弁葉の大きさ（height）も殊にBarlow病などでは問題になり，正常ではA_2では23 mm，P_2では14 mmであり，この大きさが大きく変化すると弁形成に際して，height reductionを行い，収縮期前方運動（SAM）防止を必要とする．

b 僧帽弁逆流（閉鎖不全）の重症度分類（表1）

MRの程度は一般的にはエコーあるいは左室造影で1+～4+の分類が用いられてきたが，最近では有効逆流弁口面積（EROA）を用いて，表1のごとく重症度分類を行うことが妥当である．

この分類を用いると，変性性僧帽弁逆流（degenerative MR）（type II）ではEROA 0.4 cm^{2}以上で重症であるが，いわゆるfunctional MR（type IIIb）では左室機能が高度に低下しており，EROAは0.2 cm^{2}以上で重症であるとされ，弁形成が必要となる．もちろんこれらの分類は安静時に計測されており，正確にはグリップテスト，ドブタミン負荷，運動負荷によるMRの増悪の有無をみるほうがよいと考えられる．

		軽度	中等度	高度
定性評価法	左室造影グレード分類	1+	2+	3～4+
	カラードプラジェット面積	<4 cm^{2}または左房面積の20%未満		左房面積の40%以上
	vena contracta width	<0.3 cm	0.3～0.69 cm	≧0.7 cm
定量評価法	逆流量（/拍）	<30 mL	30～59 mL	≧60 mL
	逆流率	<30%	30～49%	≧50%
	有効逆流弁口面積（EROA）	<0.2 cm^2	0.2～0.39 cm^2	≧0.4 cm^2

表1

2 僧帽弁手術のための体外循環の接続と僧帽弁への到達法と展開

MOVIE I-1～I-2

MOVIE I-1

体外循環の組み立ては"simple is best"である．術野にラインが多くなる体外循環では可及的に視野をきれいにしてかつ，効果的に保つことが弁形成を能率的に行うために重要である．

送血は上行大動脈病変のない例では，上行大動脈3-0 Prolene＋自己心膜小プレジェット付きでU字二重縫合にて行う．脱血は1本は上大静脈に直接L字チューブを，もう1本は右房下方から下大静脈へストレートチューブを用いて行う．4-0 Proleneのタバコ縫合で行い，体外循環（ECC）終了抜去後は5-0 ProleneのZ字縫合で補強しておくと，万一の緩みや糸切れでの後出血を予防できる．

心筋保護液は初回順行性（anteplegia），以後逆行性（retroplegia）のものを用いる．retroplegiaのチューブは右房から下大静脈への糸掛けの前上方に5-0 Proleneで糸掛けし，ECC前の右房が拡大した状態で冠静脈洞（CS）を目標にblind techniqueで挿入する．CSへ帰る横洞静脈を左手で触れ触診しながら挿入するか，経食道エコーでCSをみながら入れる．力を入れすぎるとCSが裂ける可能性があり，注意を要する．retroplegiaを注入するときは，還流圧を測定し，圧が高い場合には深く入っているか，retroのカテーテル先が壁に当たっていることがあるため，カテーテルを動かして圧を確認する必要がある．どうしても入らないときには，直接右房を開けてCSを確認するか，anteplegiaのみで手術を行う．

anteplegiaの注入は送血と同様に，4-0 Proleneに自己心膜小プレジェットを用いU字一層縫合で行う．

anteplegiaの先端をYコネクターでY字にしておくと（心筋保護用大動脈ルートカニューラスタンダードチップ：14G, Medtronic社），anteplegiaの注入と大動脈基部からの脱気が1本のルートカニューラでできる．このYコネクターは，胸腔内に入ってしまうものでは視野，操作の障害となり，胸腔外に出るものを用いるとよい．

開心を行うために心内の脱気が必要であるが，心内の脱気に際して右冠動脈への空気塞栓が生じると一時的な右室梗塞の状態で右室が張って圧が出なくなる．通常の空気では右冠動脈塞栓からなかなか改善しないことを経験したが，CO_2を胸腔内へ注入しておくと脱気が早くなる．術者によっては逆流テストを心筋保護液（crystalloid）で行うこともあるが，CO_2を胸腔内へ注入しておくことで生理食塩水での逆流テストを行っても問題になることはない（**図4**）．

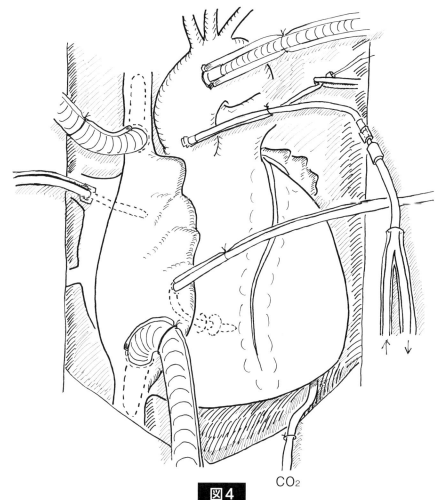

図4

■僧帽弁への到達法

1) 経右側左房（図5）

施行頻度の最も多いものは，右側左房切開で僧帽弁へ到達する方法である．

この際，上大静脈，下大静脈を大きく剥離する必要はまったくない．吸引管の先で下大静脈と左房の間（テーピングする位置）を剥離し，上縁は右肺静脈と肺動脈の間の粗な組織を剥離すれば十分である．右側左房の切開は，左房-右房間溝を電気メスで2〜3cm剥離し，肺静脈ベントとの中間にメスを入れ切開，左房内の血液を吸引し，ハサミで上および下へ切開を進める．この際，下への切開を深くすると左房鈎の位置が僧帽弁前尖に掛かることがあるので，注意を要する．上への切開は左上肺静脈を越え左房上縁方向まで進んでよいが，左房壁を大きく切開する必要はなく，鈎が入る大きさで十分である．

鈎の掛け方は，僧帽弁前尖に鈎の先端が掛からないように，前尖が目視でき，変形がこない位置に鈎を掛けて固定する．

2) 経心房中隔（図6）

再手術で左室側の癒着を剥離しない場合には，僧帽弁が左側へ偏位したり，天井側に見えたりして，右側左房切開経由では，僧帽弁の展開が困難なことがある．この場合，右房切開，心房中隔切開にて僧帽弁へ到達する．

下大静脈，上大静脈を遮断し，ECCのトータルフローが出ていることを確認する．フローが得られない場合には通常下大静脈のカニューラが肝静脈を越えて深く入っていることが多いため，少し引き抜き，フローが十分出ていることを確認する．

（8ページにつづく）

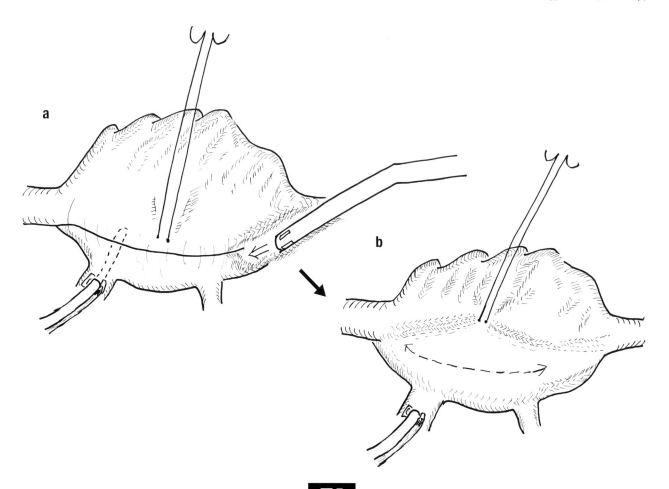

図5

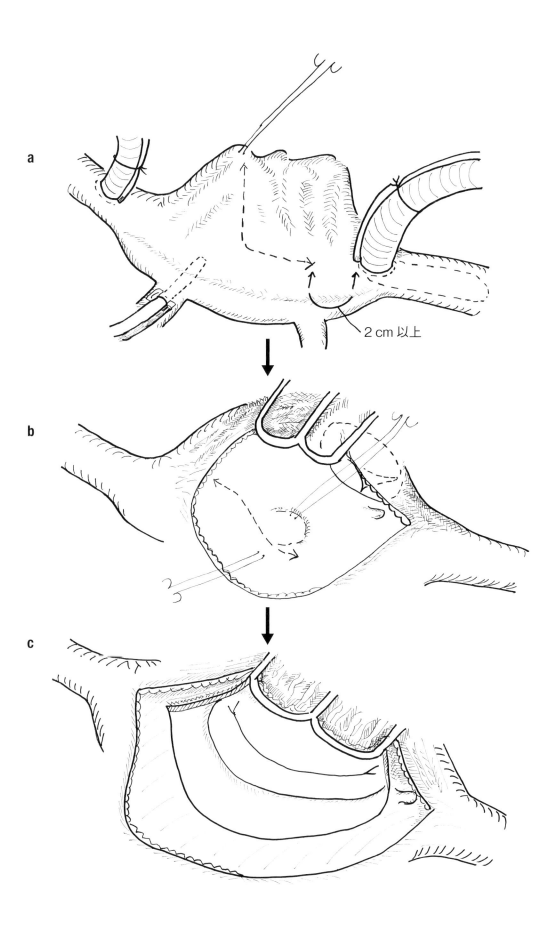

図6

右房の切開は右心耳から心房間溝へ向かって切開し，心房間溝1cm上縁からL字型に下大静脈側へ向かって切開を進める．切開線と上大静脈の間が2cm以内になると術後の心房頻拍が発生することがあるので注意する．

　心房中隔の切開では，卵円窩を指標に4-0 Proleneで支持糸をおき，なるべく右側縁に近いところで切開する．卵円窩の中央あるいは左側で中隔を切開すると鈎を掛けたときに，僧帽弁前尖に鈎の先端が掛かって鈎を掛けにくいことがある．卵円窩の下縁は左房壁への移行部に近くなるために，切開後は上方向に切開を延長する．

　鈎を掛ける際に右側左房切開に比べ，鈎が前尖弁輪部に近くなり，少し小さめの鈎が必要になることもある．

3 経心房中隔左房上縁到達法 (transseptal-superior approach) (図7, 8)

　視野の展開が非常に困難な場合に確実な視野が確保できる到達法である．助手からもよく僧帽弁が見える．以前は，視野の点からこの切開到達法を好んで用いる外科医も多かったが，術後の不整脈やブロック（洞結節動脈を切断するため）が高い頻度で生じるためにほとんど用いることはなくなった．

　心房中隔切開後，右房-左房上縁の移行部を左房の上縁中央へ向かって切開を進める（**図7a**）．この際，移行部に5-0 Proleneでマークしておくと，閉鎖の際に位置がずれることがない（**図7b**）．右房上縁の切開は左心耳の1〜2cm手前までとなる．切開した左房壁に鈎を掛けると，直下に僧帽弁が展開できる（**図8**）．

3 経心房中隔左房上縁到達法 (transseptal-superior approach) 9

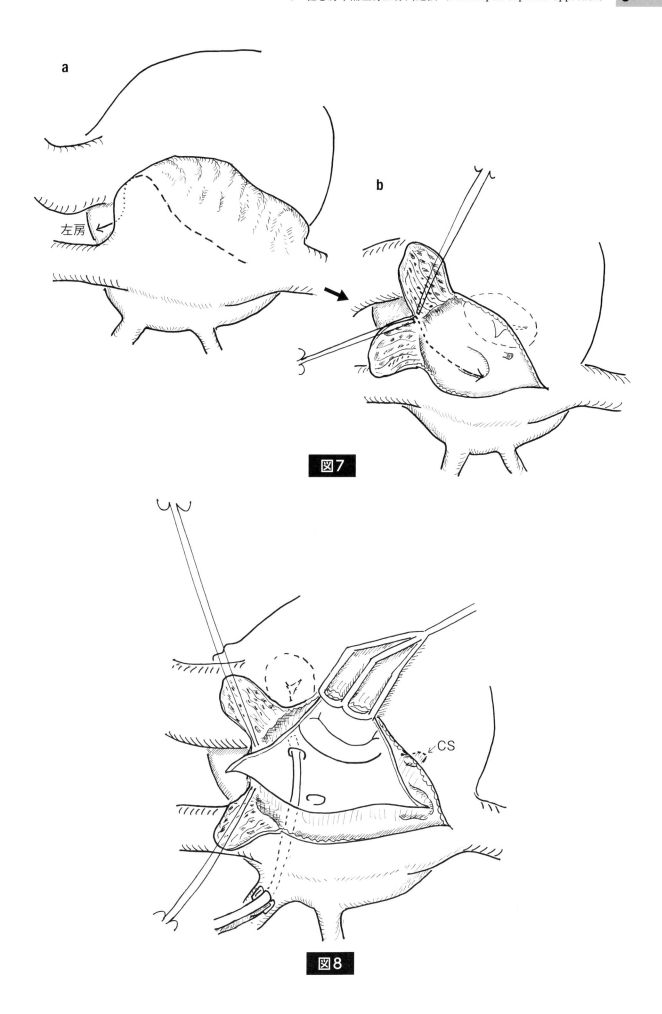

図7

図8

MOVIE ▶ I-2

■僧帽弁の展開

　僧帽弁への到達ができたら僧帽弁の展開へ移る（図9；矢印については後述）．弁輪部への糸掛けが僧帽弁形成術を成功させるために最も重要で基本的な手技となる．左房内の無血視野を得るために，右上肺静脈からの左房ベントを左下肺静脈内へ入れる．

　まず，後尖弁輪中央に3-0撚り糸で糸を掛け，この糸を術者側へ引っ張ると僧帽弁が術者側へかなり近づく（図10）．次いで，反時計回りにU字の糸掛けを行う．この際，弁輪部をしっかりと見極め，弁輪部の硬さを手の感覚で覚えるようにする（図11；①strut or first chordae，②second chordae，③basal chordae）．弁葉に掛かると糸の開閉に問題が生じるので，できればやや左房側に近くで掛けていく（図12）．後尖中央から3〜4針はバックハンド，次いで後内交連部まではフォアハンドで掛ける（図10）．

（12ページにつづく）

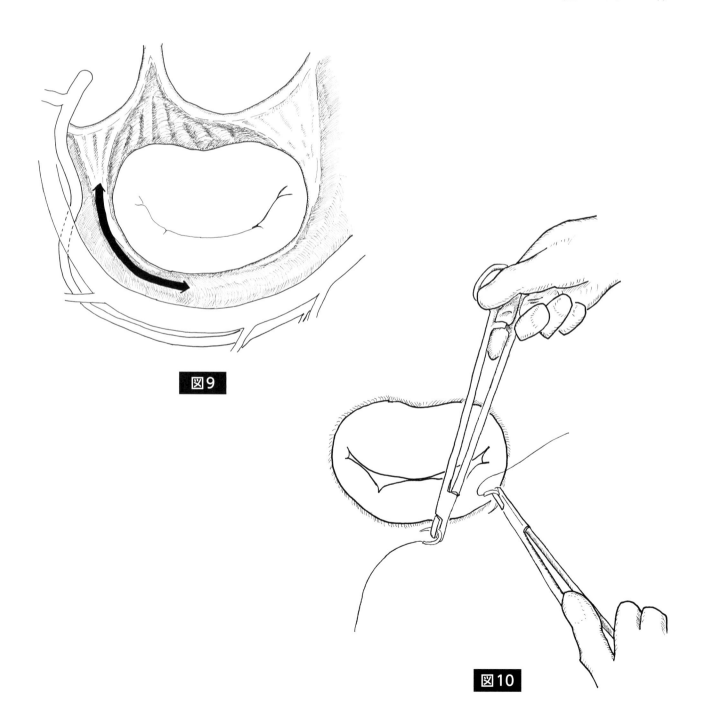

図9

図10

3 経心房中隔左房上縁到達法 (transseptal-superior approach)

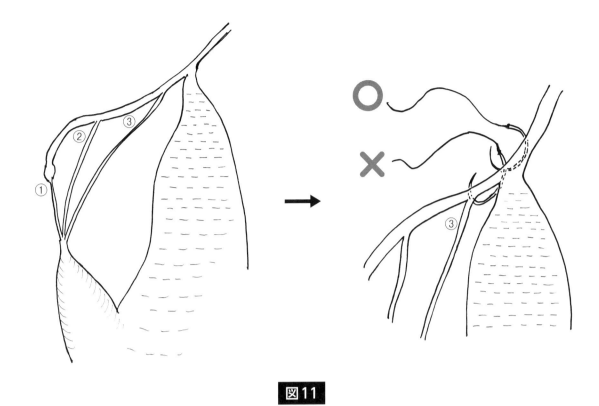

図11

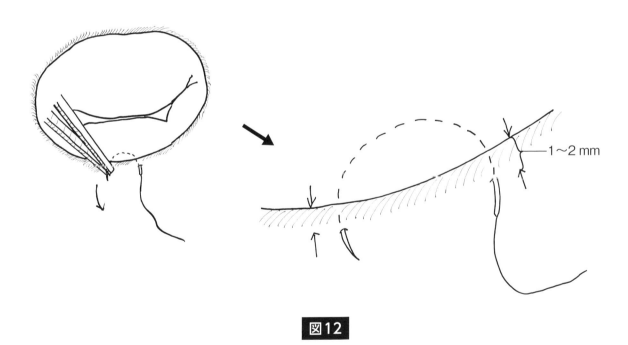

図12

後内交連部まで来たら，後尖中央から時計回りにフォアハンドで左→右方向にU字に掛けていく（**図13**）．前側交連部近くではバックハンド（この部が最も掛けにくい）で行い（**図14**），その後，前尖方向へ時計回りにバックハンドで回っていく（**図15**）．前尖弁輪に掛けるときには，前尖を摂子で把時し手前に引くと，弁輪が見えやすくなる．

　解剖学的に，後尖中央からAL交連部までの弁輪が最も線維成分が少なく「脆い」組織であり（**図9**の矢印◄►），浅く掛けたり，糸の引っ張りが強いと弁輪組織が切れる恐れがあるので，同部の糸掛けと糸の牽引は最も慎重に行う．

　糸掛けを全周性に終えたら水テストを行い，前側交連部の糸の位置と，糸が弁輪部にきちっと掛かり，弁葉には掛かっていないことを確認する．

　同時に，水テストで弁葉の逸脱の位置を確認する．この際，術前あるいは術中経食道エコーの所見と異なっていないかどうかを十分に見極める．エコー所見と肉眼所見が異なることはほとんどないが，もし異なっていたら本当に逸脱の位置が正しいかどうかを見極めて形成手技へ移る．

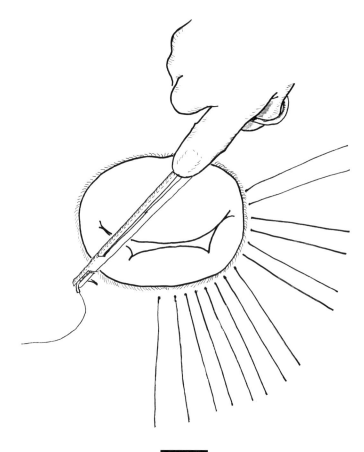

図13

3 経心房中隔左房上縁到達法（transseptal-superior approach）　13

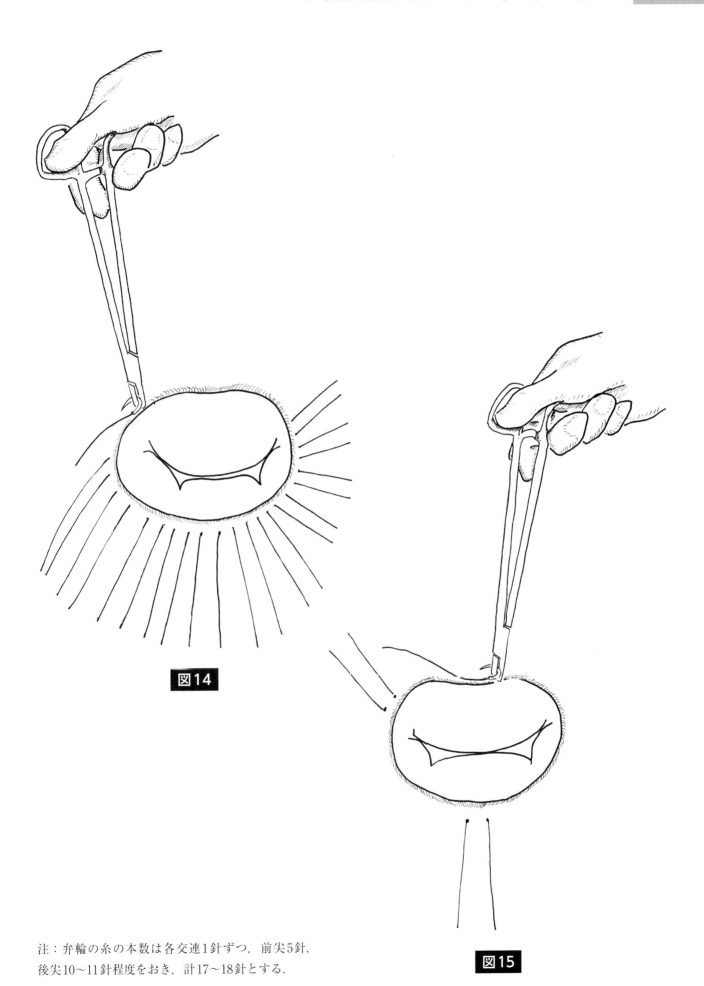

図14

図15

注：弁輪の糸の本数は各交連1針ずつ，前尖5針，後尖10〜11針程度をおき，計17〜18針とする．

4 後尖の病変による僧帽弁逆流

a 後尖弁葉三角切除（図16）

　後尖の病変は腱索断裂，延長などが主であり，病変部の切除，縫合が最も確実である．後尖のP$_2$～P$_3$の病変が最も多く，P$_1$の病変はまれである．逆流テストで逆流の位置を確認したら，病変部の中央に5-0 Proleneでstay sutureをおく．その左右の逸脱のない部にもそれぞれ5-0 Proleneを掛け（**図16a**），糸同士を交叉させて，逆流テストを行い，リークがないのであれば（**図16b**），同部の切除を行い，縫合可能と判断できる．弁葉の切除が2cm以内の小さい範囲であれば，弁輪部を頂点とする三角切除を行う．切除後，弁尖にstay sutureで掛けた糸のうち1本をU字に切除弁葉に掛ける（**図16c**）．次いで，三角切除の頂点（弁輪）方向へ向かって5-0 ProleneのZ字縫合を結節で行い，切除部の縫合閉鎖を行う（**図16d**）．縫合後，水テストでリークのないことを確認する．

b 後尖四角切除（図17）

　後尖四角切除を行うこともあるが，この場合も三角切除と同様に四角切除がどこまで可能かどうかを5-0 Proleneのstay sutureを交叉させて行う（**図17a, b**）．四角切除では弁葉切開の弁輪部の補強のために，弁輪部に4-0 Proleneに自己心膜の小さなプレジェットを付けてU字に弁輪縫合を行い（**図17c, d**），切除した弁葉を三角切除と同様に弁尖をU字，以下弁輪までをZ字の結節縫合で閉鎖する（**図17e, f**）．なお，後尖を四角に切除しないで砂時計状に切開し，弁輪部の補強の糸を使わないでもよくなる「砂時計型切除縫合」もある．

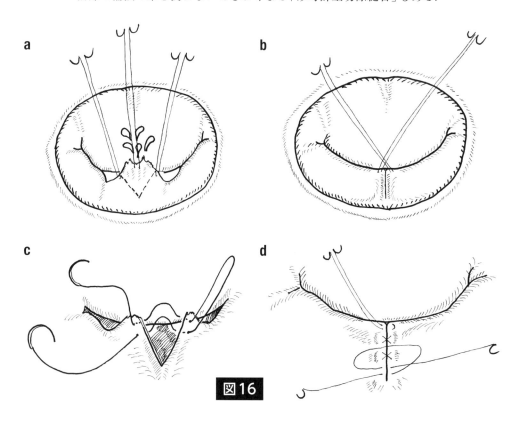

図16

4 後尖の病変による僧帽弁逆流

a
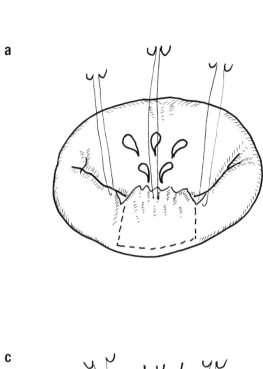

b
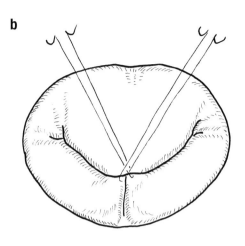

c d
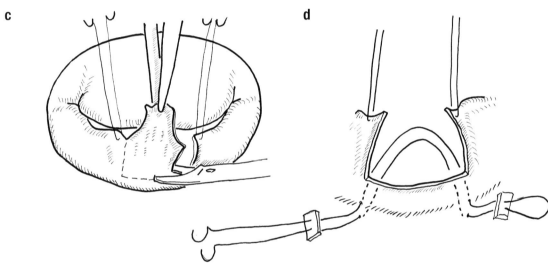

e
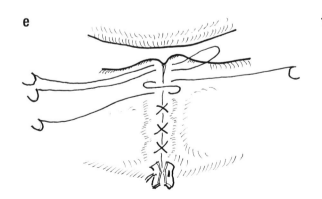

f
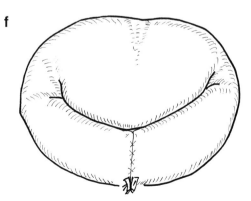

図17

5 交連部の病変による僧帽弁逆流

　後尖から交連部にかけての病変の場合には，MRを生じている部位が交連部から前尖に及んでいるかどうかを十分に見極める必要がある．交連部の乳頭筋からの腱索は前，後にまたがっており，交連部ぎりぎりまで三角切除を行い，縫合する．この場合も後尖中央の三角切除と同様に5-0 Proleneでstay sutureをおき（**図18a, b**），切除範囲を決めたのちに弁を三角切除し（**図18c**），弁尖をU字，以下Z字縫合で切除部を縫合する（**図18d, e**）．

　交連部病変で前尖の逸脱を含んでいる場合には，後述の人工腱索を前尖の逸脱部に移植する．

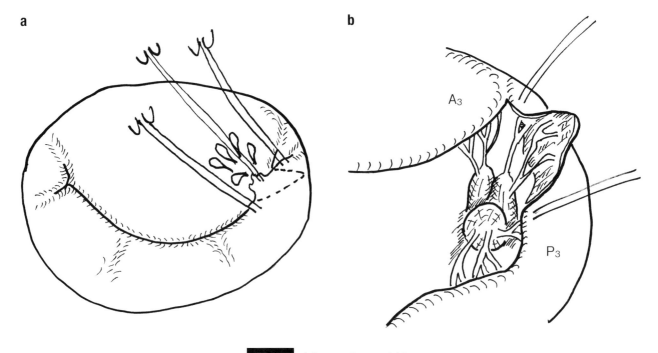

図18（次ページにつづく）

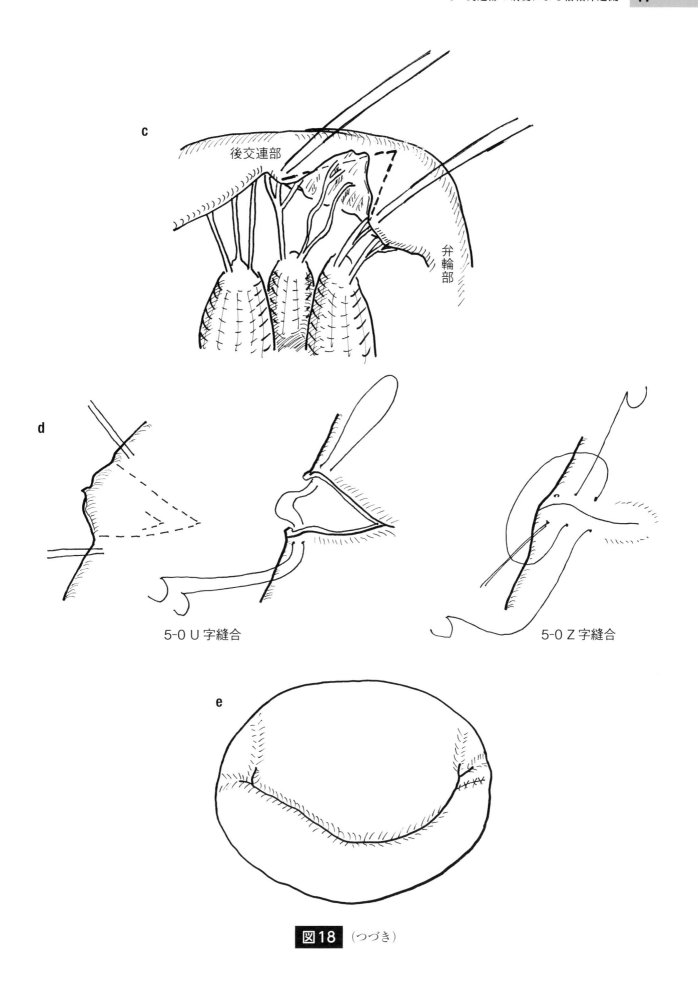

図18 （つづき）

a | sliding plasty (図19)

　後尖を大きく切除（四角切除）する場合には，弁輪あるいは弁葉縫合の緊張を避け，裂開を避けるためにsliding plastyを行うのがよい．

　三角切除と同様に逸脱部に5-0 Proleneのstay sutureをおいて引き上げ，さらに逸脱のない両サイドに5-0 Proleneでstay sutureをおき，切除範囲を決める（**図19a**）．次いで弁輪へ向かい垂直に弁葉を切開し，弁葉を切除する．次いで，切除部から両サイドへ弁輪から2mm程度離して弁輪に平行に切開を行う（**図19b**）．弁葉を切除した欠損部の1/2の長さを両側の切開の長さとし，両側の弁葉にテンションが掛からないように行い，中央でまずU字縫合で両側弁葉を合わせ（**図19c**），弁輪部をU字あるいはシングルで弁輪部を縫合する．次いで，切除して残った弁葉に対し，弁尖U字，以後弁輪までZ字縫合を行う（**図19d**）．弁輪部をさらに両側からover-overで2層目の縫合を行っておくと（**図19e, f**），弁輪から縫合した弁葉が外れることはなくなる．

5 交連部の病変による僧帽弁逆流

a
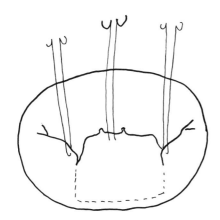

b
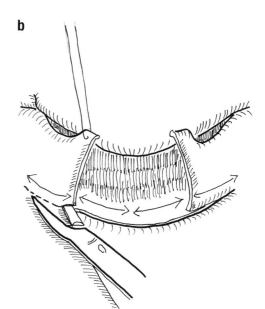

c
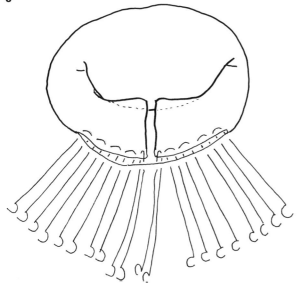

d
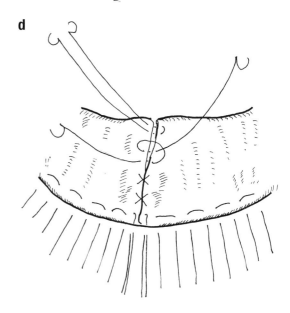

e

f
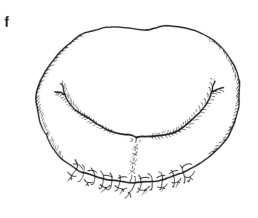

図19

b 後尖切除縫合後にマイナーリークの残っているときの対処法

まれに切除縫合後に中央からのリークをみることがある．この場合，多くは切除範囲が少ないことで起きるが，弁尖をU字に少し深く縫合することによってリークは消失する（**図20a**）．5-0糸で逆流が残るときには，さらに弁尖寄りを6-0糸で追加縫合する（**図20b**）．

c リングのサイズの決定

リングのサイズは，前尖の高さに合わせたサイズを選択する（**図21a, b**）．交連間も測り，大きいほうを選ぶ（**図21c**）．

リング縫着後，逆流テストを行い，弁尖の先端からの逆流であれば5-0，6-0 Proleneで弁尖のひずみをU字で縫合，あるいは弁尖を少し大きくU字縫合を追加し引き寄せることで，MRが消失することがほとんどである．

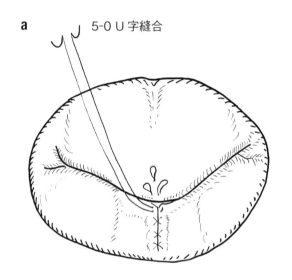

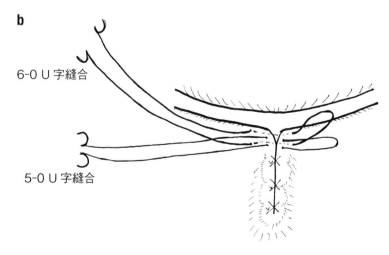

図20

5 交連部の病変による僧帽弁逆流　21

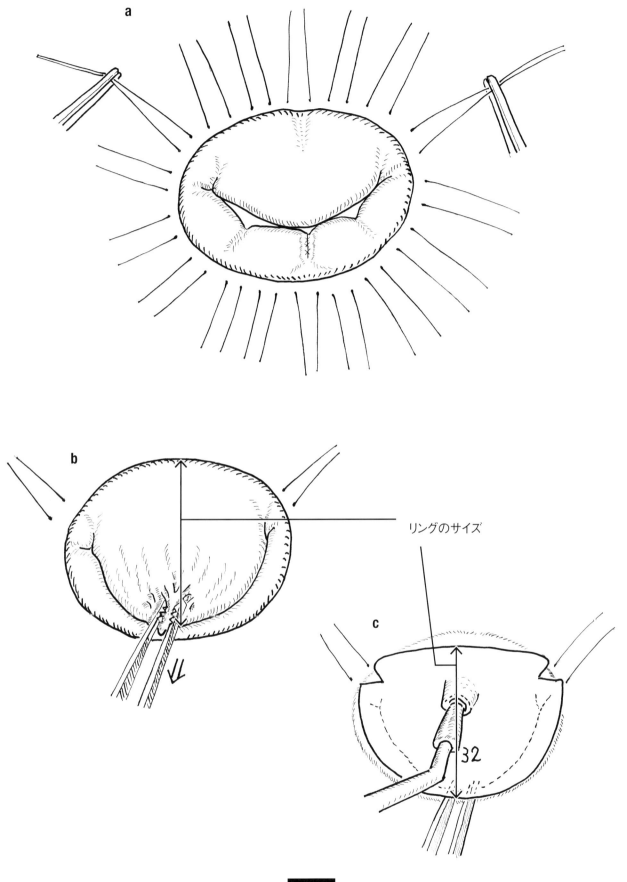

図21

6 前尖の病変による僧帽弁逆流

前尖の病変は，後尖に病変がないときは後尖の正常coaptation zoneの高さがreference lineになり，それよりも落ち込んだ場所の前尖弁葉を元の位置まで戻し，前後尖の接合を改善することが弁形成術の目的になる（図22）．

MOVIE ▶ I-4

前尖の腱索断裂あるいは延長による逸脱においては，切除せずに人工腱索により逸脱を戻す．逸脱している部に付着する腱索を見極めて（図23a），AL側またはPM側からの乳頭筋の先端に，CV-5 Gore-Tex（日本ゴア社）に小さい自己心膜プレジェットを付けてU字に縫合する（図23b〜d）．乳頭筋側を5回ほど結紮して（図24a），逸脱した前尖弁葉弁尖（一次腱索の付着部）にU字で掛ける（図24b, c）．

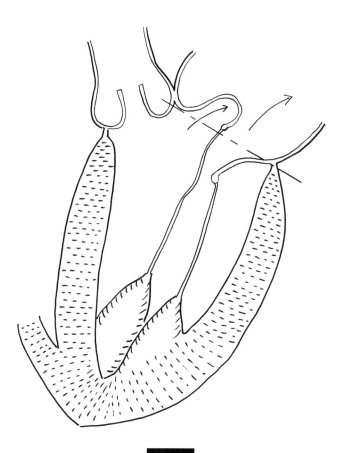

図22

6 前尖の病変による僧帽弁逆流

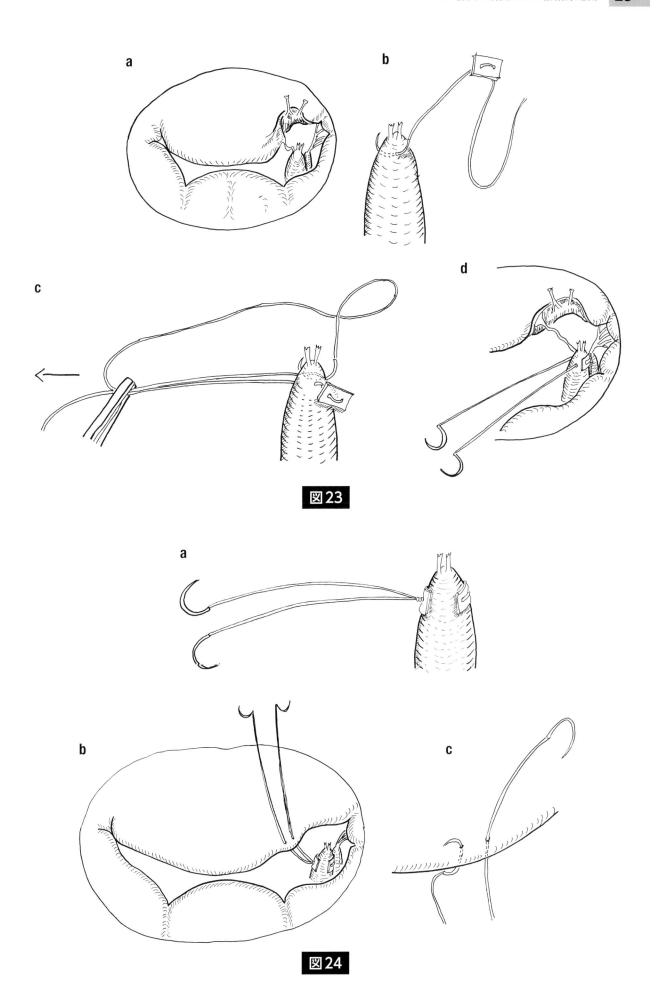

図23

図24

人工腱索の長さの調整は正常のcoaptation zoneが8 mmである．人工腱索を用いて逆流が生じるのは人工腱索長が短すぎる場合であり，人工腱索の高さが短すぎないように8 mmのcoaptation zone内で結紮すると逆流は防止できる（図25）．人工腱索の長さはこの範囲内のずれより短くないことを念頭に置けば容易である．reference lineとして対側の後尖（図26a, b），あるいは前尖の逸脱のない部分（図26c, d）に5-0 Proleneのstay sutureをおいて引き上げ，この長さまでゆっくり一度だけ結紮（一重結紮）したGore-Tex糸を下ろしていく．その後，水テストで微調整をしていき，リークのないところが適正な長さである．最も簡便な目安として，逸脱した前尖の対側の後尖弁輪まで前尖弁葉を引っ張り，この位置での長さでU字の人工腱索を一重結紮する（図26e, f）．

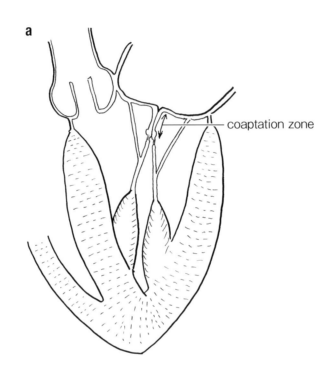

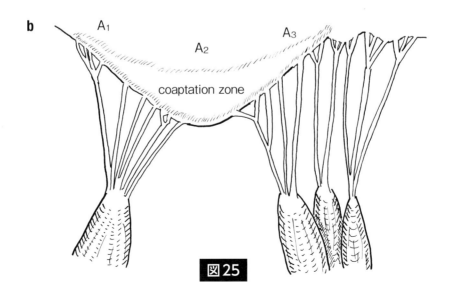

図25

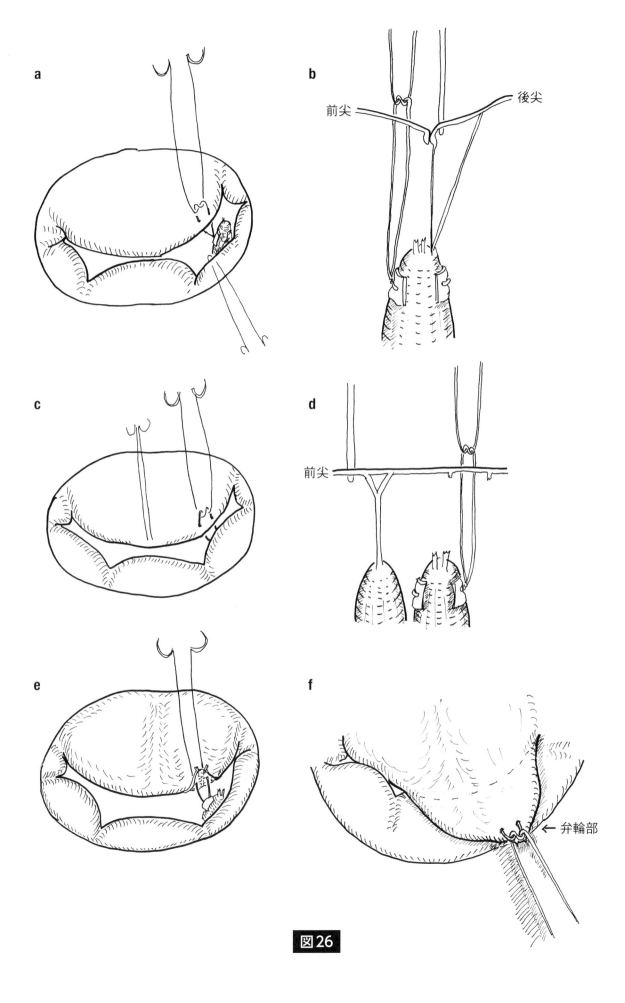

図26

その後，水テストでcoaptationの状態を確認して（**図27a**），1 mmずつ低くしていき，リークの起こらないjustのところで結紮する．長いときには，両側のGore-Tex糸を摂子で把持しゆっくり落としていき，水テストでリークのないところを見つける（**図27b, c**）．短くなりすぎてリークの起こるときには，一重結紮の部分をフッカーで引き上げて長くし，水テストでリークのない部に調整する（**図27d, e**）．Gore-Tex糸の結紮は10回以上行わないと緩んでくる．一重結紮の部分をCastroviejo持針器で把持して結紮するとよい．

■乳頭筋の同定の簡易法（図28）

前尖逸脱の弁葉にstay sutureをおいて引き上げると，逸脱した原因となる腱索の付着している乳頭筋が同定できる．どうしても乳頭筋が見えにくいときには，St. Jude Medical社の機械弁用サイザーを僧帽弁口に入れると，弁下部の状態がよく観察できることがある．乳頭筋を同定できれば，同様な方法でGore-Tex糸による人工腱索の移植が可能となる．

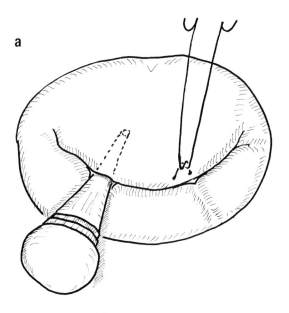

図27　（次ページにつづく）

6 前尖の病変による僧帽弁逆流

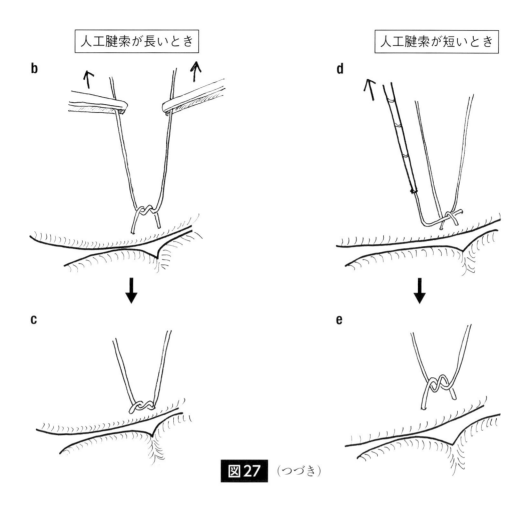

人工腱索が長いとき　　　人工腱索が短いとき

図27（つづき）

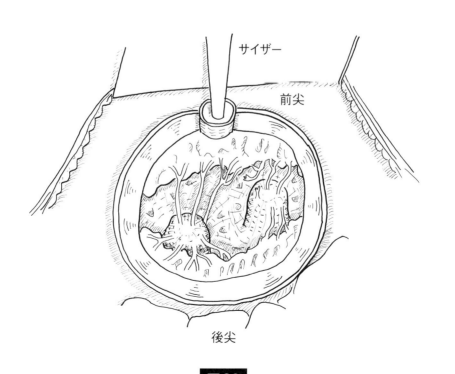

図28

7 Barlow病による僧帽弁逆流

MOVIE ▶ I-5

　本疾患は，両尖逸脱に加え（図29a），両弁葉の粘液変性が高度なものである（図29b）．後尖の高さも高いため，まず後尖のheight reductionから行う．三角切除では減高できないためsliding plastyが必要となる．弁下部の腱索まで粘液変性が強いことが多く，最も逸脱の強い部の弁尖に5-0 Proleneでstay sutureをおく．これを引き上げ，両側の逸脱の少ないところに別の5-0 Proleneでstay sutureをおく（図30a）．両側のstay sutureを交叉させ，切除後の緊張度を確認するが，かなり後尖を大きく切除しても通常は両側後尖弁葉を十分に寄せることが可能である．次いで，この両側のstay sutureから弁輪へ向かい垂直に切開する．弁輪から約2mmを残して，左右の切開線を弁輪に沿って平行に切開し，四角切除を行う．四角切除の幅の1/2ずつの長さで，左右にslidingを行う（図30a）．同部をsliding plastyの要領で5-0 Proleneで縫合し，弁尖から弁輪部の弁葉も縫合する（図30b）．次いで，逆流テストで逆流の有無，後尖弁葉の逸脱した部が他にないかを確認する．

　別の部位に逸脱部があれば，同様に三角切除形成あるいは四角切除をsliding plastyで行う（図30b）．

7 Barlow病による僧帽弁逆流

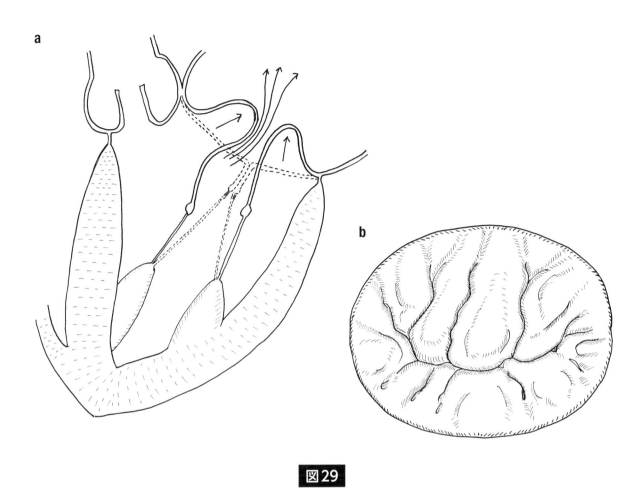

図29

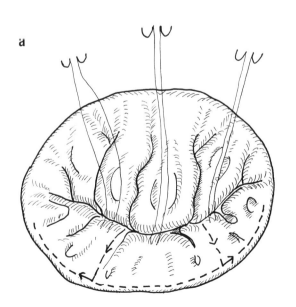
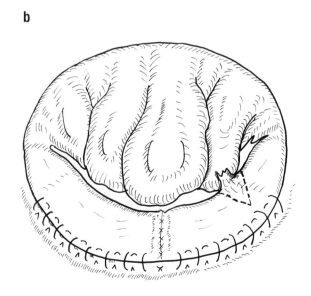

図30

次いで，左室内に水を満たし，前後尖のcoaptation zoneをインクテストで確認する（図31a, b）．前尖のcoaptation zoneが8 mm以上であればインクテストでのラインを越えないようにして，弁尖を底辺に，前尖にも三角切除を行う（図31c）．次いで，弁葉を5-0 Proleneで後尖切除後と同様な方法で縫合閉鎖する（図31d, e）．さらに水テストを行い，前尖の逸脱が減少，範囲が8 mm以内で逆流が残存すれば，逸脱した前尖には人工腱索を移植する（図32）．人工腱索の移植法は前尖単独病変の場合と同様で，水テストをしながら人工腱索の高さを調整して結紮する（図33）．MRが制御されたことを確認し，前尖の高さに合わせたリングを選択し，縫着する．その後，MRの消失を確認する．

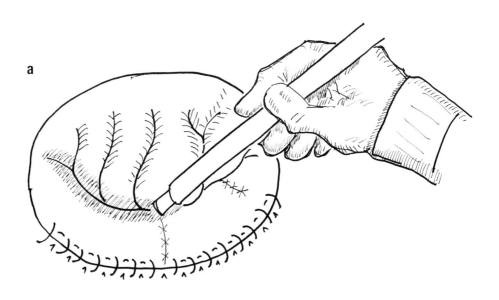

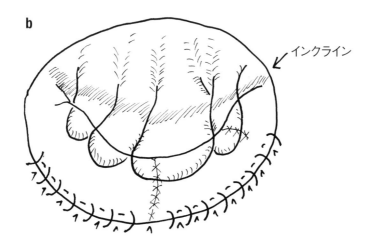

図31 （次ページにつづく）

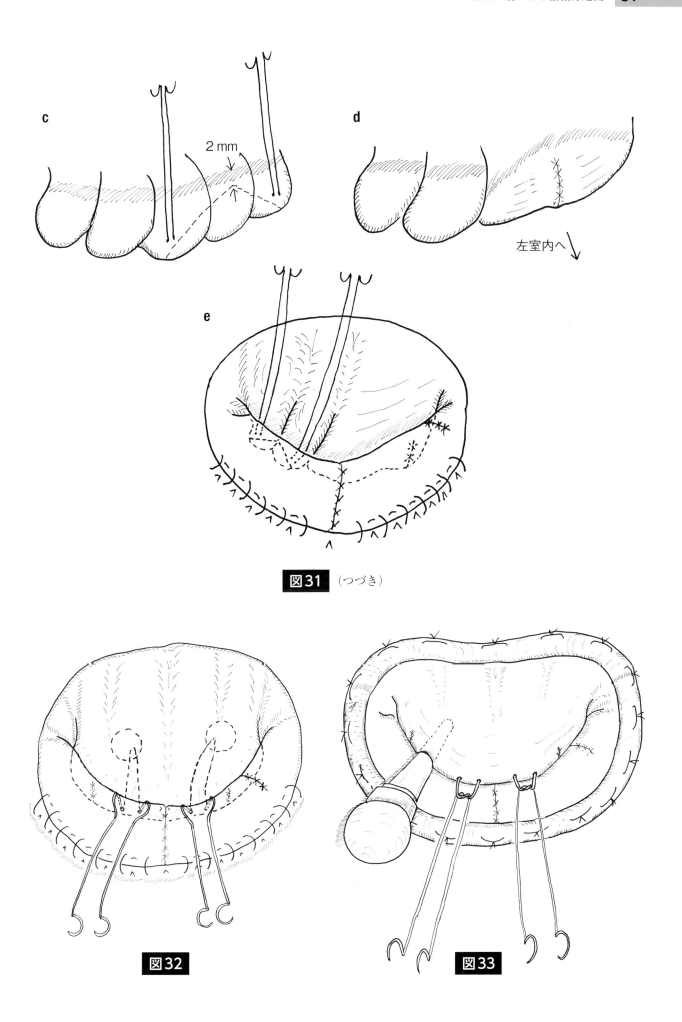

図31 (つづき)

図32

図33

8 僧帽弁狭窄兼閉鎖不全症に対する弁形成術

弁葉の病変が主で，弁下部の病変が軽度なものが適応である（**図34**）．弁下部の腱索が肥厚短縮して，弁葉から乳頭筋までの距離が正常の半分以下に短いものでは適応外である．弁葉の石灰化があっても，弁下部の病変が少ないものでは適応となる．

a 弁口面積のサイジング

まず，弁口面積をCarbomedics機械弁用サイザーで測定する．弁口が19 mmのサイザーが通過しないことが多い（**図35a**）．

次いで，前尖の$A_2〜A_3$, $A_1〜A_2$の間の腱索付着部にstay sutureをおく．さらに，後尖の$P_2〜P_3$, $P_1〜P_2$の間にも同様にstay sutureをおく（**図35b**）．

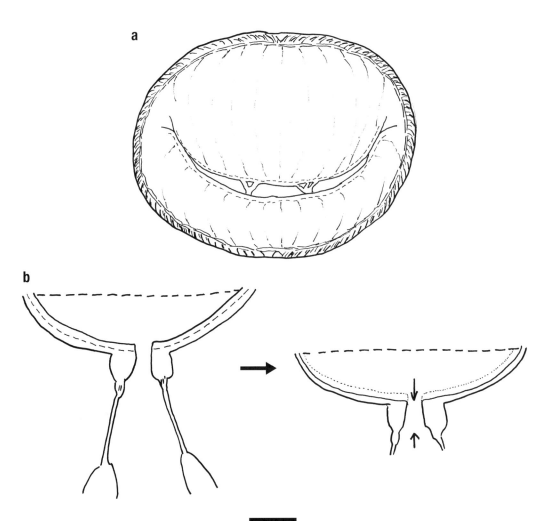

図34

8 僧帽弁狭窄兼閉鎖不全症に対する弁形成術

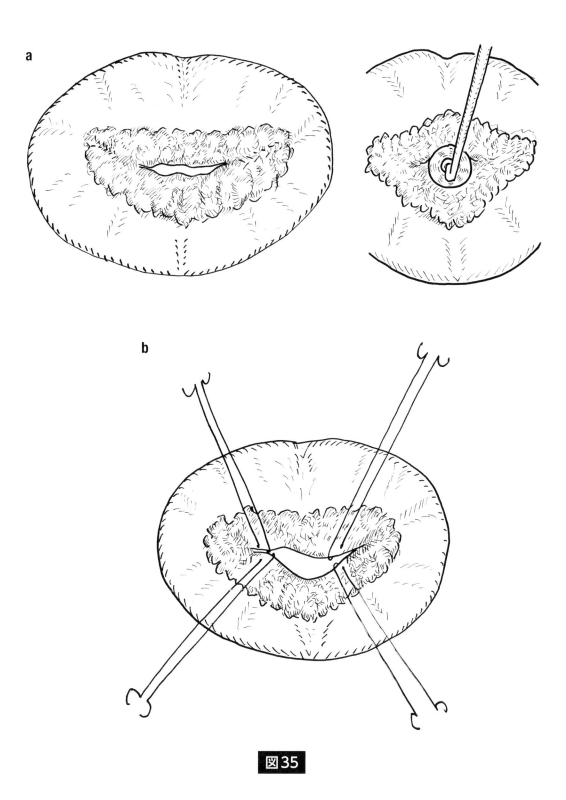

図35

まず，前尖からピーリングを始める．前尖のstay sutureの糸を付着部へ引き，前尖のA₂の中央にゴルフメス(ベストスキャン：#69，日本エー・シー・ピー社)で平行切開を入れる．摂子で把持できる深さとし，これを摂子で前尖の弁尖側へ引きながら薄く割を入れていく(**図36a**)．長さ1cm程度の薄い割が入れば，ピーリングした組織を摂子で持ちながら，下面の弁葉との間に別の摂子を入れ，圧迫しながら弁葉を剝離していく(**図37**)．剝離しにくい場合には，同部をゴルフメスで少し切開しながら行い，同様な方法を繰り返していく．

　A₂→A₁方向に進め，次いでA₂→A₃方向へ進めていく(**図36b**)．交連部の剝離が重要で，この部には石灰化のあることも少なくないが，石灰部はペアンで押しつぶして，その後，石灰部除去とピーリングを行う．従来の交連切開と異なり，交連部は決してメスで切開せずピーリングを続ける(**図37b**)．

　前尖の弁尖側のA₁〜A₃交連の剝離が終われば，必要に応じて(弁葉が厚ければ)弁輪側へ向かいピーリングを行う(**図37a, b**)．交連部は弁輪部までのピーリングが必要である(**図37c**)．

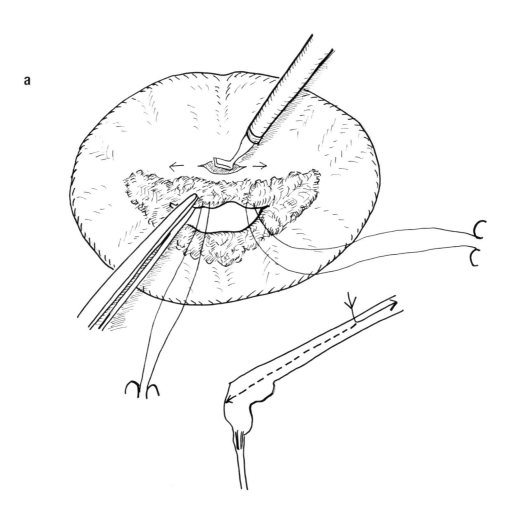

図36 (次ページにつづく)

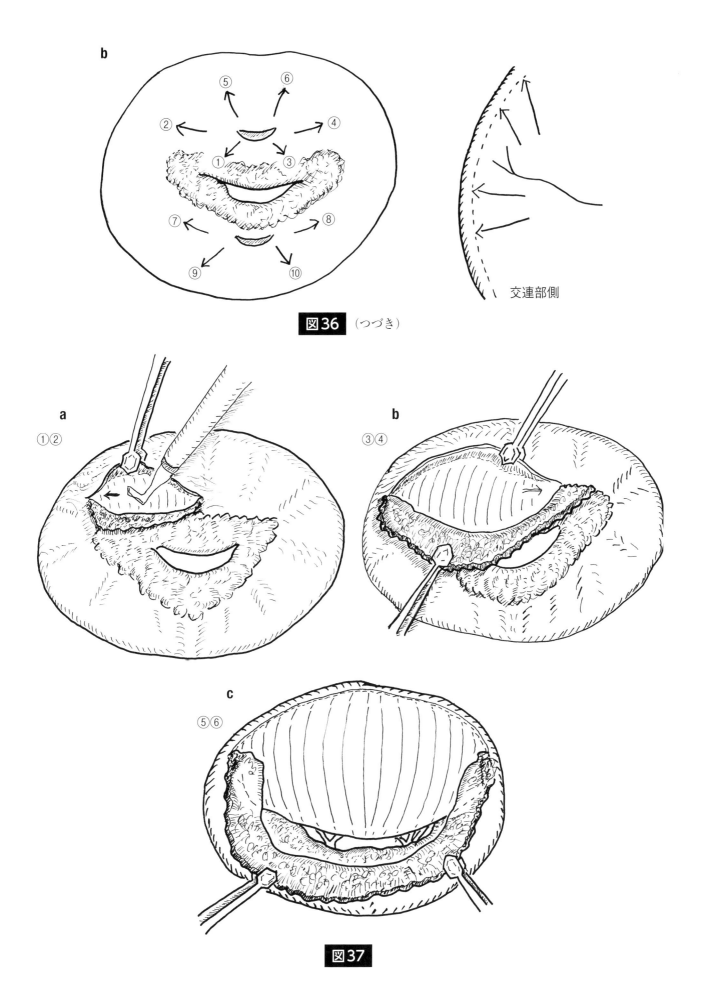

交連部側

図36（つづき）

図37

MOVIE ▶ I-6

次いで後尖のピーリングを行う．前尖病変と同様に後尖に掛けたstay sutureの糸を助手側へ引き，$P_2 \to P_1$，$P_2 \to P_3$側へ行う（**図38a, b**）．交連部で前尖のピーリング部と合流し，弁葉組織を切除する．後尖は弁輪部側まで肥厚していることが多く，弁輪部側まで剥離する．交連部の癒合は，前後尖の剥離を一致させることにより交連切開をしないでも広がる（**図38b, c**）．

b │ 弁尖側への剥離

両尖のcoaptation zoneは5～8mmあるので，弁尖から5mmまでの部の剥離でとどめてもよいし，腱索付着部まで剥離を進めることが可能なこともある．この場合，さらに前尖側では肥厚した腱索もピーリングの延長で薄くできることもある．後尖側は腱索が前尖より細いことが多く，腱索付着部まで剥離することが困難なことが多い．

すべての剥離が終わったのち，再びサイザーを入れ，＃25mmのサイザーが入れば十分弁口が拡大できていると判断できる（**図38d**）．この時点で左室内を生理食塩水で満たし，水テストで弁の逆流の有無をみる．逆流部位は，前尖であれば人工腱索移植あるいは弁尖縫合，後尖であれば弁尖縫合で改善する．

石灰部除去後，弁葉に欠損口ができた場合には，5mm以上であれば自己心膜パッチ補填，5mm以下であれば直接U字縫合閉鎖術を行う．

また，ピーリング中に組織が亀裂を起こした場合には，ピーリング後にU字で縫合閉鎖する．

最後に前尖の高さの全周性リング（決して小さいサイズは選ばない）を選択し，縫着する（**図39**）．

すべて終われば，最後に水テストで逆流の有無を確認しておく．

8 僧帽弁狭窄兼閉鎖不全症に対する弁形成術

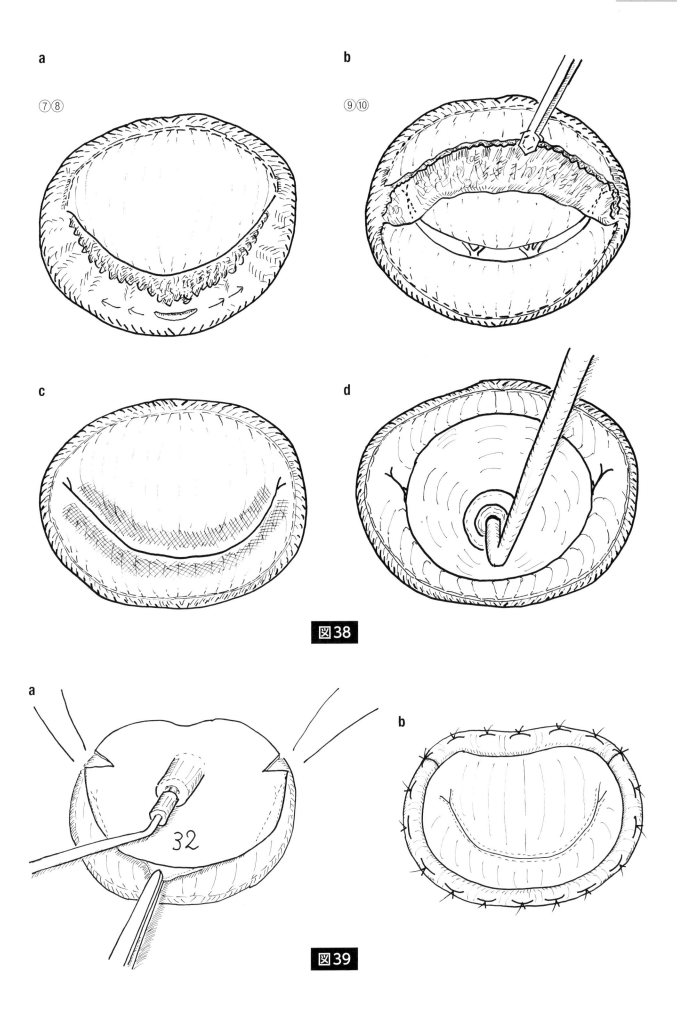

図38

図39

9 機能性僧帽弁逆流（functional MR）

　Carpentier分類（2〜3ページ）のtype Ⅲb（restricted closure）のなかでは，tetheringによるMRがfunctional MRの主体となる（図40）．

　MRの原因は2つの要素による（図40a）．
① 弁輪拡大（annular dilatation）
② 左室拡大（left ventricular dilatation）

　正常心機能による弁輪拡大のみであれば，ring annuloplastyのみで弁下部組織に介入しなくてもMRは制御できるが，左心機能低下例の多くでみられる拡張型心筋症，虚血性心筋症に伴うMRは，弁下部組織（乳頭筋，腱索）あるいは左室に介入しないと弁形成が困難なことが多く，再発も多い．さらに，本病態では左心機能が高度に障害されている場合が多く，左心機能を少しでも温存するために弁形成が最良の術式と考えられる．

a ｜ 弁輪拡大に対する弁輪形成

MOVIE ▶ I-7

　基本的には弁輪への糸掛けである．以前はtwo-undersized annuloplasty（弁輪径を2つ落とした小さめのリング）が推奨されたが，その後，種々の経験から小さくてもone-undersizedあるいはサイジング通りの大きさがよいことがわかってきた（図40b）．小さすぎると後尖のtetheringがさらに強くなり，逆流の再発が増える（図40c）．

9 機能性僧帽弁逆流（functional MR）

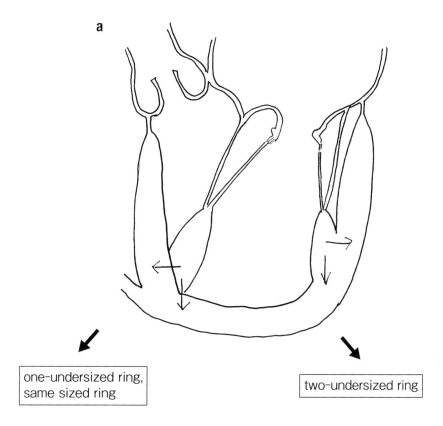

one-undersized ring, same sized ring

two-undersized ring

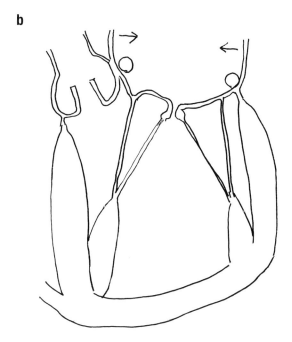

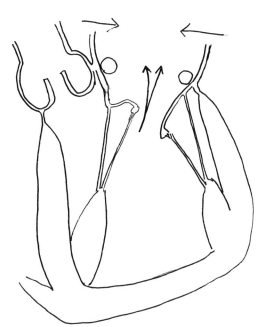

図40

弁輪への糸掛けは前述の変性病変の場合と同様であるが，少しannular plicationあるいは意識的にone-undersized ringとするため，互いの糸を交叉しながら糸掛けしていくことが必要である（**図41**）．また，弁輪の糸の本数は通常通り各交連1針ずつ，前尖5針，後尖10～11針程度をおき，計17～18針とし，結紮の際には極端に強く締めないように注意する［前述「僧帽弁の展開」（10～13ページ）参照］．

b 弁下部の処置

1）二次腱索離断（second chordal cut）（図42）

二次腱索は前尖弁葉の中央に付いている腱索で，肉眼的には弁尖に付いているstrut chordaeより太い（**図42**）．二次腱索離断を行うために確実な方法は，左室前壁を左前下行枝の2 cm程度左側の心尖部から3～4 cm縦切開し（**図43a**），左室側から二次腱索を同定し離断する方法である．通常はPM側，AL側から1本であるが，2～3本のことも少なくなく，すべてを離断する．また，後尖にはbasal chordaeあるいは副乳頭筋からの腱索が，弁尖に付くstrut chordae以外に付着しており，これらも同様に離断すると前後尖のtetheringはかなり改善される．

切開した左室は，1 cm幅のフェルトストリップを両端に用いてU字＋over-overで閉鎖する（**図43e, f**）．左前下行枝を損傷しなければ通常左室切開による心筋障害（CK，CK-MBの上昇）は少ない．

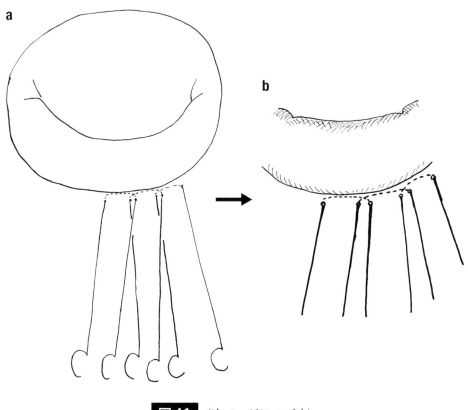

図41 （次ページにつづく）

9 機能性僧帽弁逆流（functional MR）

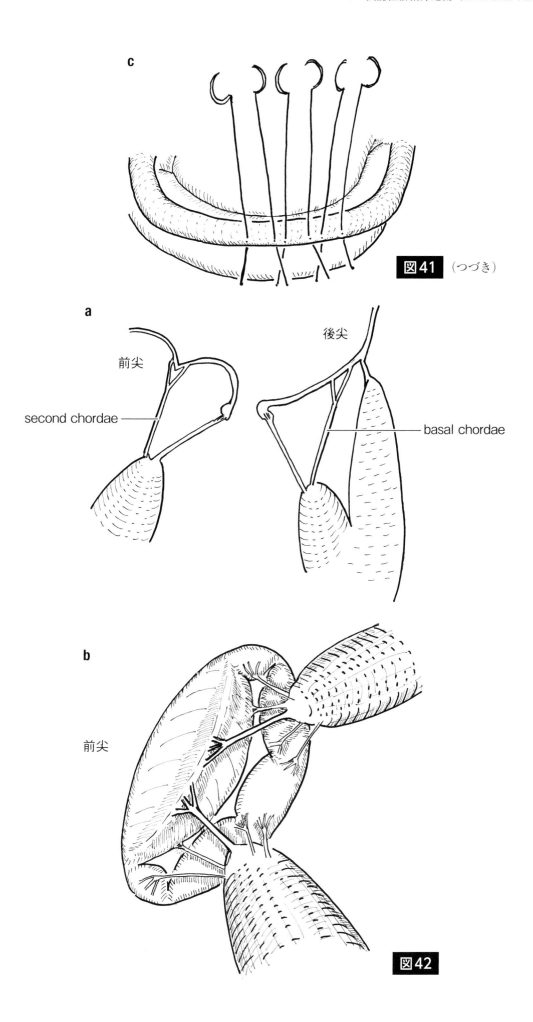

図41（つづき）

図42

2) 両乳頭筋縫縮術(PM plication)(図43)

二次腱索離断のときと同様な左室縦切開後,両側の乳頭筋を確認する(図43a, b).

左室の拡大例[左室収縮末期容積係数(ESVI) 80 mL/m^{2}以上,あるいは左室拡張末期径(LVEDd) 75 mm以上]では,病変部により左室形成術の前壁中隔形成術(SAVE手術；septal anterior ventricular exclusion)または後壁形成術(PRP手術；posterior restoration procedure)を行うことにより,左室拡大の原因を軽減できる.

前壁切開の場合あるいはSAVE手術を併用する場合には,左室前壁を左前下行枝の2 cm程度左側の心尖部から縦切開し(図43a),まず前側壁側の乳頭筋の基部に,0 Ti-Cronにプレジェットを付けた糸を刺入し,次いで両乳頭筋間の後壁を縫合し,後乳頭筋の乳頭筋基部に刺入する.次いで同様に2針目にU字で同様な縫合を行い,基部を縫縮する.同様な糸掛けを乳頭筋の基部から僧帽弁寄りの体部にも掛け,その後,2本の糸をそれぞれ結紮する(図43c, d).切開した左室は,1 cm幅のフェルトストリップを両端に用いてU字+over-overで閉鎖する(図43e, f).

後壁切開のPRP手術の場合には,両側の乳頭筋の間を切開あるいは切除し,左室閉鎖時に両側乳頭筋をside-sideになるように縫合閉鎖するため,自動的に両乳頭筋縫縮術となり,リング挿入とPRP手術でMRは制御できる.

二次腱索離断は大動脈切開後,大動脈弁越しにも可能である(図44).

大動脈切開を行い大動脈弁の下部を見ると,僧帽弁前尖の状態がよく観察できる.前尖への腱索の付着部を同定し,前,後乳頭筋からの腱索のうち前尖中央に付く厚い二次腱索を離断する(図44).

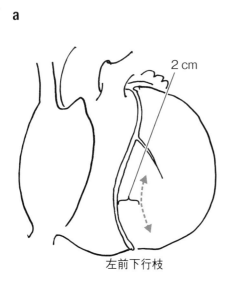 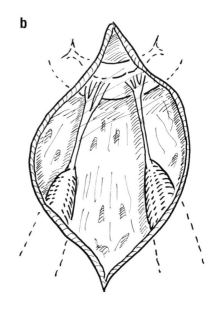

図43 (次ページにつづく)

9 機能性僧帽弁逆流（functional MR）

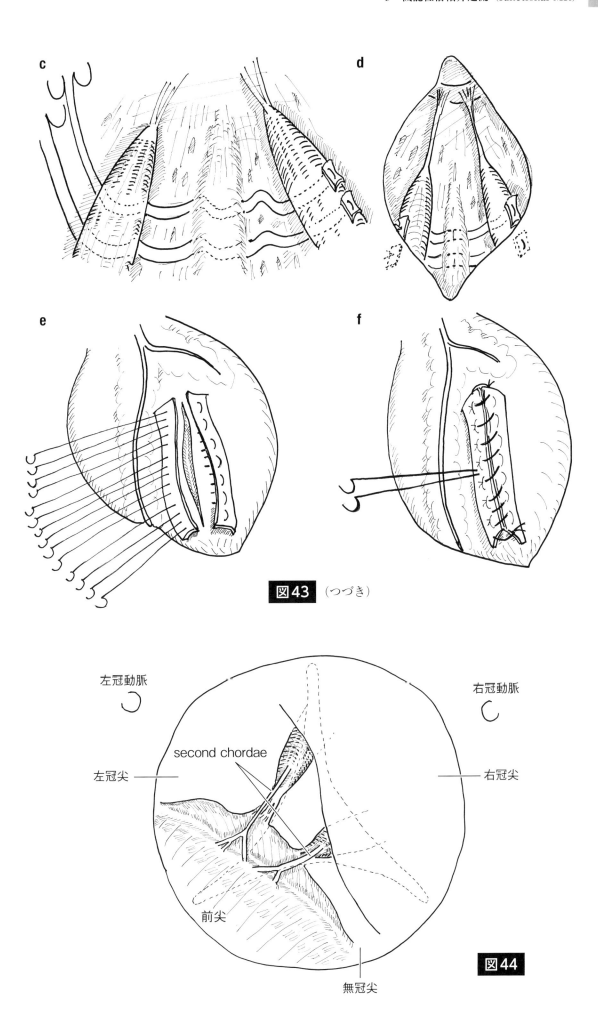

図43 （つづき）

図44

10 僧帽弁感染性心内膜炎に対する弁形成術

　感染性心内膜炎に対する弁形成術は，人工弁という異物を使用しない点では習得すべき術式である．

　疣贅が10 mm以上あれば塞栓症のリスクが高く早期手術の対象となるが，術前の脳動脈瘤や感染による脳出血，梗塞の有無は必ず確認しておく必要がある．

　弁形成術の手技は，①疣贅の完全な掻爬，②接合部の確認，③形成手技は変性疾患と同様で，前尖の人工腱索移植，後尖の切除が基本，④菌による弁破壊が強いときにはグルタルアルデヒド固定の自己心膜によるパッチ形成（代用心膜の入っている固定液を用いて3分間固定する）が必要，⑤リングに関しては弁輪まで活動性の強い感染が波及しているものでは，強いて人工弁輪を用いる必要はなく，局所的な自己心膜ストリップによる弁輪補強で十分である．自己心膜リングは固定なしで用いることができるが，前後尖のtotal ringにすると弁口が開かなくなるため，partial ringとして用いる．弁輪への感染の波及のない場合には人工弁輪をサイジングして用いることができる．

　基本的に可及的に病変部のデブリドマンを行うことである．デブリドマンを行うと（**図45**），少しずつ弁葉組織が現れてくる．最初から病変部の切除を行うと，欠損口が大きくなり修復できないこともある．

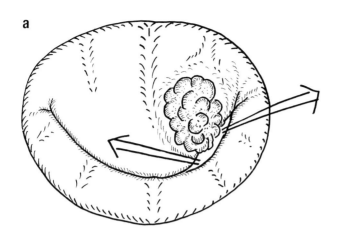

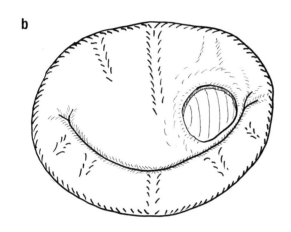
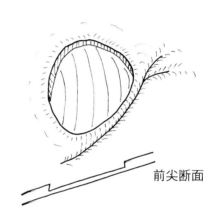

前尖断面

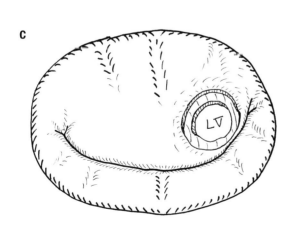
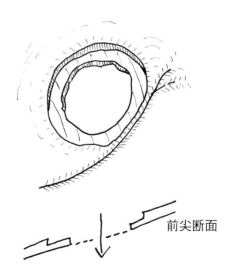

前尖断面

図45

MOVIE ▶ I-8

　デブリドマンが終わったら弁の形成を行う．後尖側のdefectあるいは逆流部は三角切除縫合を行う（図46c）．この際，変性疾患と異なり組織が脆いときには自己心膜をプレジェットとして用いて縫合する．

　前尖病変では欠損部はパッチ補填し（図46a, b），人工腱索を移植する．欠損がなければ人工腱索あるいは弁葉縫合のみで修復できる．

　リングは基本的には通常の変性疾患と同様のリングを用いるが，明らかに高度の感染の場合，弁輪に及ぶものでは自己心膜で部分的に弁輪形成を行う（図47）（自己心膜で全周性に行うと弁口が極めて小さくなる）．

　自己心膜を1cm幅に長く切除し，二重に折りたたむ（図47a）．感染側の交連部および前後尖側弁輪にそれぞれ2針ずつの縫合糸をおき（図47b），人工弁輪サイザーで弁輪の計測を行い，このサイザーを用いて計5針の長さに合わせて自己心膜の長さを決めて縫合する（図47c）．

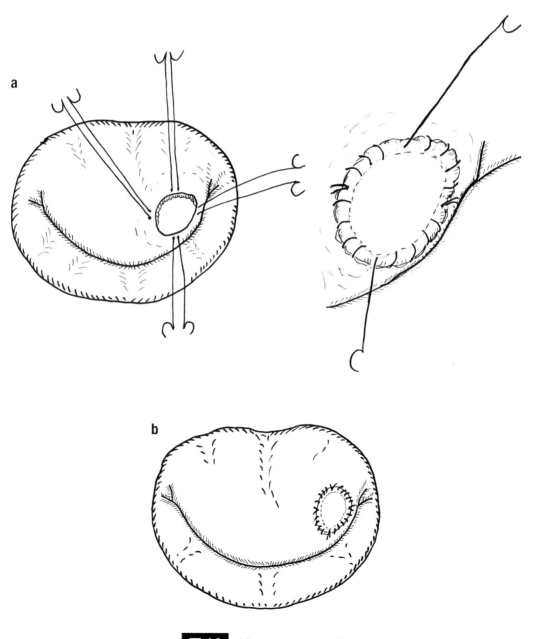

図46　（次ページにつづく）

10 僧帽弁感染性心内膜炎に対する弁形成術

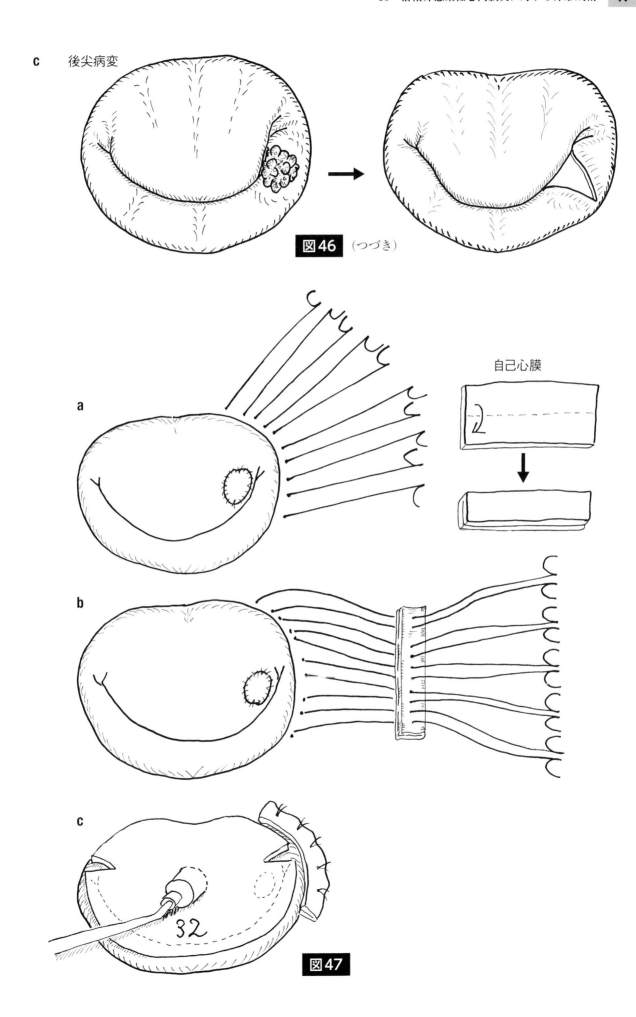

図46（つづき）

図47

第 II 章

三尖弁形成術

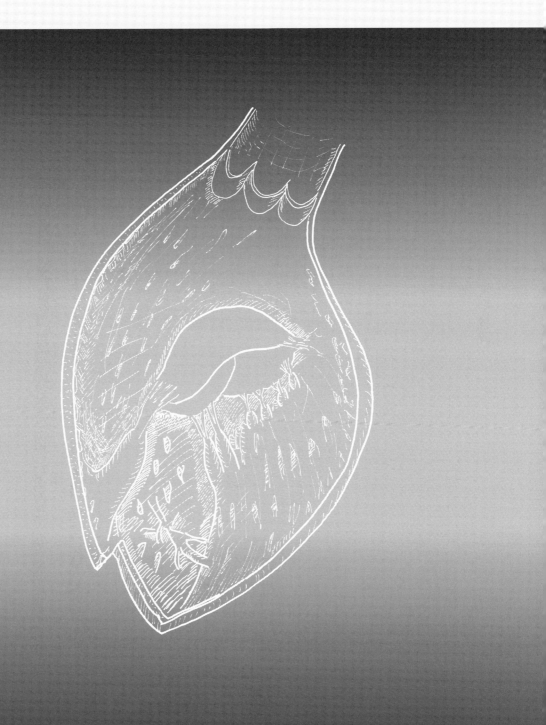

1 三尖弁形成術に必要な臨床解剖

　僧帽弁と同様に三尖弁は，弁下部と乳頭筋-腱索-弁葉の連続性があるが，両者の構造はまったく異なる．弁葉は三葉の前尖，後尖，中隔尖で，それぞれに腱索が付着する（図1a）．最も大きい乳頭筋からの腱索は前尖に付着し，次に大きい乳頭筋からの腱索が後尖に付着するが，中隔尖の乳頭筋は小さく，腱索が心筋壁から出ているような場合もある（図1b）．

　三尖弁病変はリウマチ性のこともあるが，ほとんどが機能性三尖弁逆流（functional TR）で，弁葉自体には変化がほとんどない．右房内は伝導系に大きく関与する組織が多く，殊に三尖弁輪周囲-冠静脈洞（CS）出口から中隔尖と前尖の交連部を結ぶ，いわゆる「Kochの三角」には，伝導系が走行し，同部に糸針を刺入，損傷すると術後の房室ブロックの発生原因となるため，僧帽弁形成術のように全周性のリングを用いることはできない（図2）．

　functional TRは弁輪拡大により発生するが，拡大の部位は前後尖のみならず，中隔尖にも発生する．したがって，従来のDeVega法やKay法などの部分的に弁輪を縫縮する手技では，術後から遠隔期に高頻度にTRが再発する．したがって，伝導障害の起こらない中隔尖も縫縮する必要がある．

　近年，術前エコーの発達により，三尖弁（図3a）にも僧帽弁と同様な立体構造があることがわかり（図3b），さらに弁輪拡大，逆流が進むと三次元構造が変化し，フラットな二次元構造に変わることも知られている．すなわち正常な三尖弁輪構造では，A-S（以下，Aは前尖，Sは中隔尖，Pは後尖を意味する）交連部が最も高く（右室側から見た場合），P-S交連部が低い位置にあるが，弁輪拡大が進むと平坦になることが示され，このために弁輪形成用のリングも立体構造に改良されてきている．

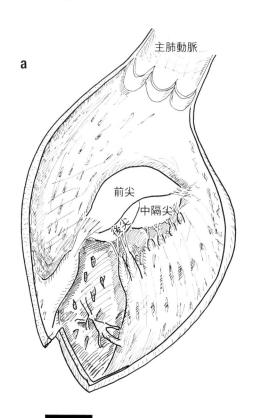

図1　（次ページにつづく）

1 三尖弁形成術に必要な臨床解剖

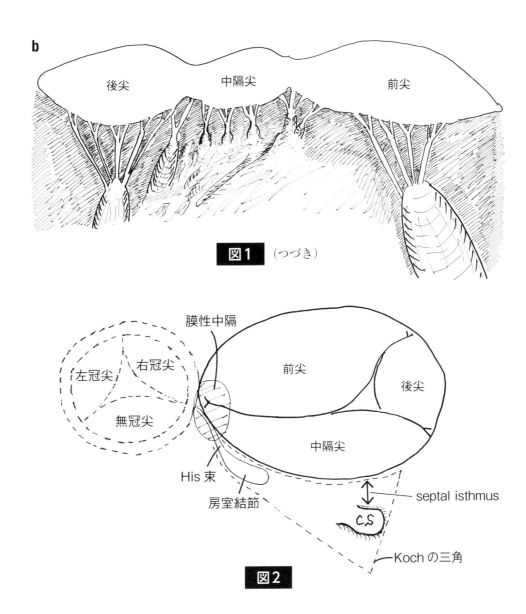

図1 (つづき)

図2

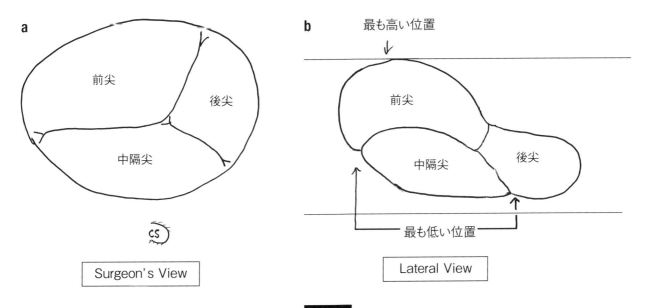

図3

2 手術の実際

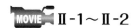

　基本的には弁輪縫縮術になるため，弁輪への糸掛けがほとんどの比重を占める．
　上行大動脈送血，上下の2本脱血を遮断し，トータルフローとする．次いで右房を心耳から垂直に心房間溝1cm上縁まで切開，この切開を下大静脈入口部2cm手前までL字型に行い，三尖弁を露出する（図4）．

MOVIE ▶ II-1
MOVIE ▶ II-2

　心房鈎を掛け，弁全体を確認，最も糸の掛けやすいA-P交連部に4-0撚り糸U字縫合を行う（図5a）．次いでフォアハンドでP-S交連部側へ向う．CS内に吸引管（ペリカルディアルサンプカテーテル，18G，トーヨーボー社）を落とし込んでおき，この直上の中隔尖弁輪部にU字縫合を行い（図5b），同部を引くと中隔尖の弁輪部が直線状となり，中隔尖弁輪に1～2針バックハンドで，次いでフォアハンドでP-S交連部まで糸を掛けていく．

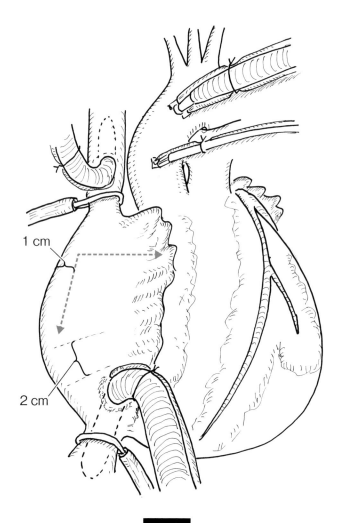

図4

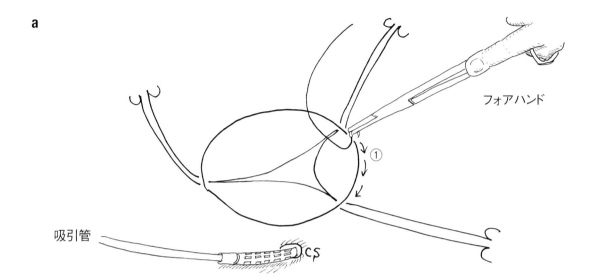
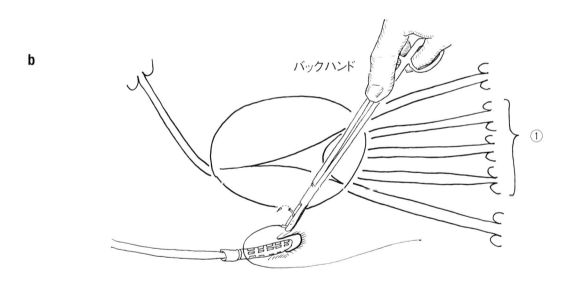

図5

次にA-P交連部から反時計方向にA-S交連部まで糸を掛けていく．この際，前尖を摂子で引き，フォアハンドで運針を左から右へのU字で行うと弁輪にきちんと刺入できる（**図6a**）．

弁輪への糸掛けが終わった時点で右室へ生理食塩水を流入し，三尖弁の形と交連部の位置を確認する．もし，糸が弁葉に刺入している部があれば弁輪に掛け直す．A-S交連部を確認し，この部まで糸が掛かっていないときには追加して，弁輪交連部に糸を掛ける（**図6b**）．

リングサイズの選択は前尖を引き（**図7**），サイザーで前尖の弁葉の高さに合わせたサイズのリングを選び，縫着する．

a｜リングへの糸掛け

リングにはA-P，S-Pの2箇所にマーカーがあるが，中隔尖の縫縮の程度を示すマーカーはない．最も交連部の同定に問題のないものはS-P交連部である．水テストで交連部の糸を正確に選ぶ（**図8a**）．A-P交連部の位置がはっきりしないときには，まずS-Pのマーカーに交連の糸をU字に掛けて（**図8b**），いったん弁輪部までリングを落とし込む．リングに付いているマーカーの部位にある糸をA-PにU字で掛け（**図8c**），以後は等間隔に後尖，前尖の弁輪の糸をU字に掛けていく．

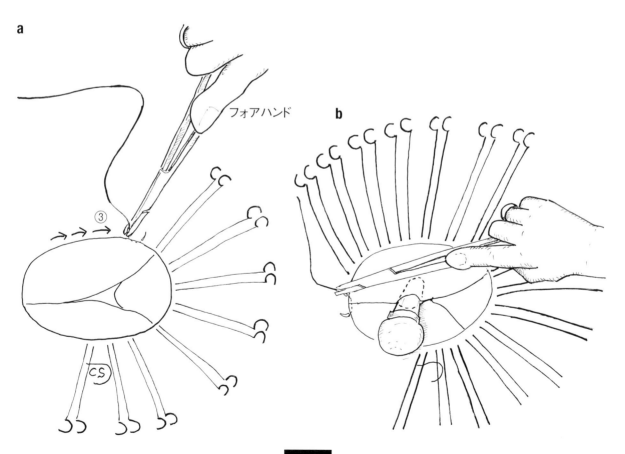

図6

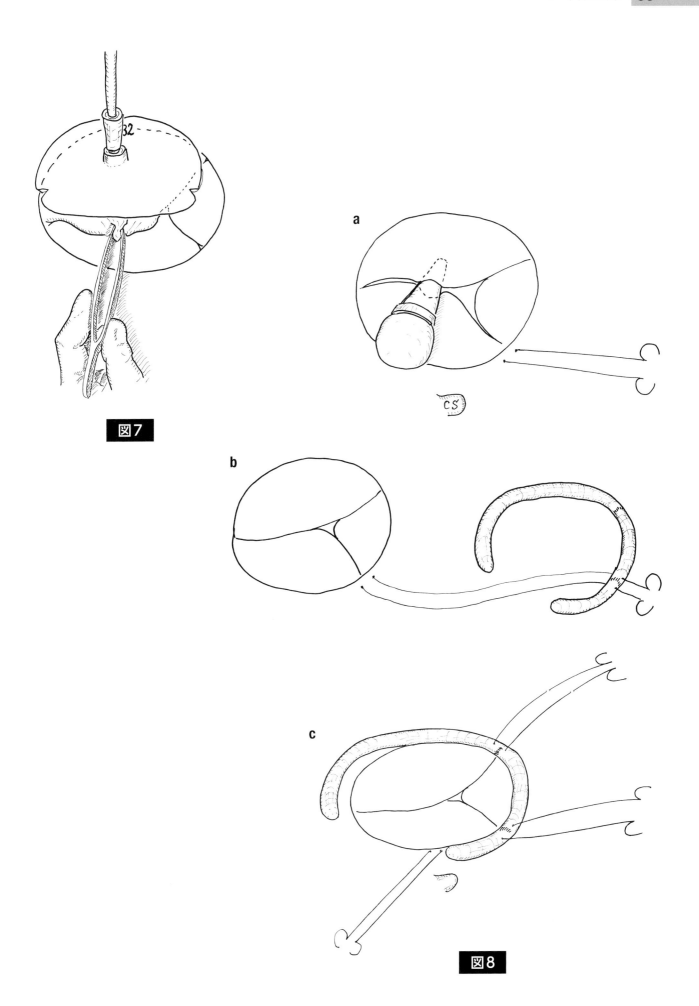

図7

図8

以上の糸（前後尖）を掛け終えたら，中隔尖に掛けた糸は弁輪に残したままで，リングを弁輪に下ろし，糸を結紮する（**図9a**）．

中隔尖の縫縮の程度を決めるために，リングを時計方向あるいは反時計方向に動かしながら（**図9b**），逆流テストを行う．最も逆流の少ないところ（またはないところ）が縫縮に最適なポイントであり（**図9c**），この部の弁輪の糸をリングの同じ位置にU字で掛け，残りすべてを掛け終えたら結紮する（**図9d**）．

最後に，右室内を生理食塩水で満たし（逆流テスト），リークのないことを確認する．もし1度以上リークがあれば（**図10a**），弁葉のedge-edge縫合を追加して行う．S-Aのedge-edge縫合，あるいはP-Aのedge-edge縫合を追加する．弁葉に5-0 Proleneを刺入し，この対面の弁葉をみるために再度水テストで右室を満たし，正確な対側にこの5-0 Proleneを通す．次いで両端針の反対側の針をU字に通し（**図10b**），一重結紮する．この後，水テストでリークがなければ，掛けたProleneで6〜7回結紮を加える．

他にもリークある場合には，同様なedge-edge縫合を加えることもある．また，三弁逸脱の場合には，A-P-Sにそれぞれ逸脱した部を見極め，クローバー状edge-edge縫合を行うことも可能である（**図10c, d**）．

重要なことは，三尖弁形成術を行った後にTRが0〜1度以下となるようにすることである．もしこれらの手技でも2度以上のTRが残るなら，リングの交連部の位置がずれている可能性が高いので，もう一度A-P，S-Pの交連部を正確に確認する．

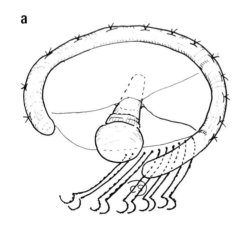 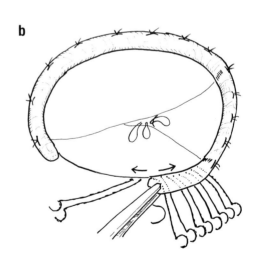

図9　（次ページにつづく）

2 手術の実際　57

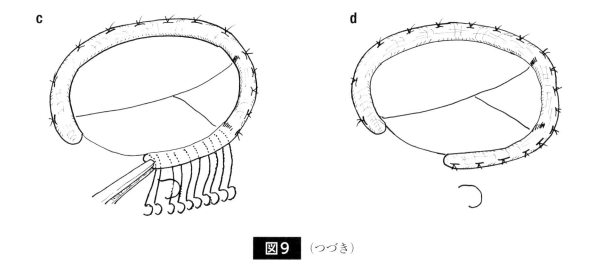

図9　（つづき）

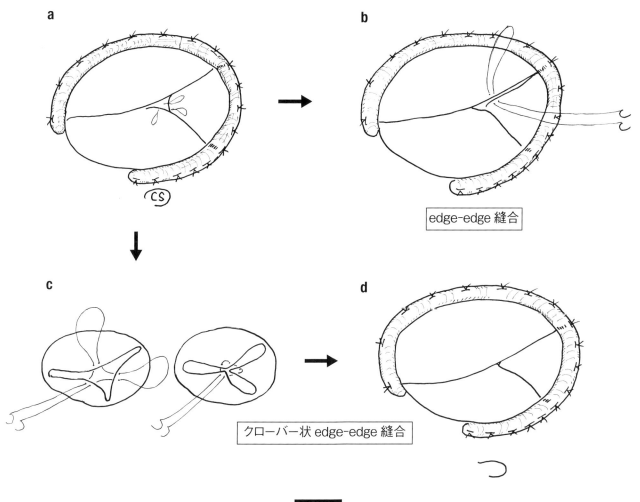

edge-edge 縫合

クローバー状 edge-edge 縫合

図10

b 三尖弁感染性心内膜炎による逆流に対する三尖弁形成術

　アトピー性皮膚炎や点滴の静脈内長期投与などにより三尖弁に疣贅が付着する場合がある．この場合は，僧帽弁と同様にデブリドマンを行い，欠損口ができれば自己心膜パッチで補填する．また，三尖弁の前尖は弁輪部から2mm離れて切開でき，右室内腔を確認する必要がある場合は前尖の切開を行い対応する（**図11**）．

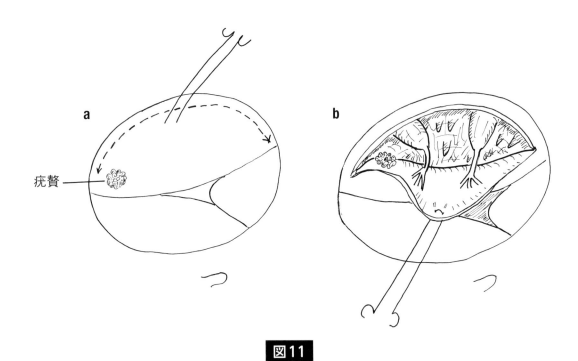

図11

第 III 章
大動脈弁形成術

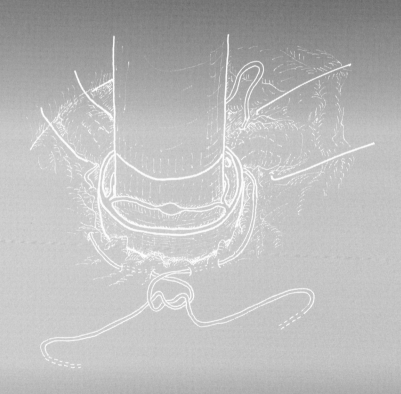

1 大動脈弁形成術：三尖弁

　僧帽弁逆流症に対してはいまや形成術が主流と言って過言ではないが，大動脈弁閉鎖不全症（AR）に対しては大動脈弁形成術（AVP）がまだ普及していないのはなぜであろうか？ まず第一に，大動脈弁は僧帽弁と比較して弁尖のボリュームが少なく，薄く，形成に不向きであることが挙げられる．第二に，僧帽弁では切除と縫合のほかに腱索再建という選択肢があり，何よりannuloplastyが標準術式といえるほど普及し，入手可能なリングの選択肢が豊富にある．これに対し大動脈弁では，いまだそれが広く普及しているとは言い難い．第三に，僧帽弁では形成前後の評価が比較的容易にできるのに対し，大動脈弁では客観的な指標がなく，術者の目測，すなわち経験と勘に頼っていた経緯がある．

　しかし1990年代に入り，正常な大動脈弁に基部拡張のみが伴った症例に対する自己弁温存基部置換術が良好な成績を収めるようになり，ARに対するAVPの機運が高まってきた．2000年代に入りARの病因が詳細に分析・分類され（**図1**），大動脈弁の形態を客観的に評価する方法が提唱されて，AVPの成績は急速に改善しつつある．

　しかしこれからAVPを開始しようとするチームにとって，経験豊富な指導者の不足が二の足を踏まざるを得ないことの一因となっているのではないだろうか？ 本項はそのようなチームにとって指導者の代わりを果たすべく，なるべく懇切丁寧な説明を心掛けたつもりであり，全国のハートチームがAVPを推し進める一助となれば幸いである．

a｜大動脈基部の解剖

　AVPを始めるにあたり，大動脈基部の解剖を理解しておくことは非常に重要である．これは内腔からと外腔からに分けて考えるのが実践的である．

　内腔から眺めるには，右冠洞（RCS）−左冠洞（LCS）間の交連で縦に切り開いた図が理解しやすい（**図2**）．RCS−無冠洞（NCS）間の交連下には膜性中隔があり，これよりRCS側には心室中隔が存在し，LCSの一部にまで連なり，その後左室自由壁に移行する．LCS−NCS間の交連下にはaorto-mitral fibrous continuity（AMFC）と呼ばれる強固な線維組織が僧帽弁前尖との橋渡しを担っており，その両側には左右線維三角（left and right fibrous trigone）が存在する．すなわち全周の約1/3を占める心室中隔・左室自由壁からなる筋性部（muscular portion）と，約2/3を占める膜性中隔，AMFCからなる線維部（fibrous portion）の2種類の組織に接続していることがわかる．そこでDavidらはaortic root remodeling法において，このfibrous portionのみannuloplastyする，いわゆる"David-Ⅲ operation"を提唱したが，現時点では部分的な縫縮は好ましくなく，予防的措置としてのみ受け入れられるであろう．

AI class	Type I FAA 拡張または弁尖穿孔を伴った正常な弁尖の動き				Type II 弁尖逸脱	Type III 弁尖可動制限
	Ia STJ の拡大	Ib STJ, Valsalva 洞の拡大	Ic 弁輪拡大	Id 弁尖穿孔・拡大		
メカニズム	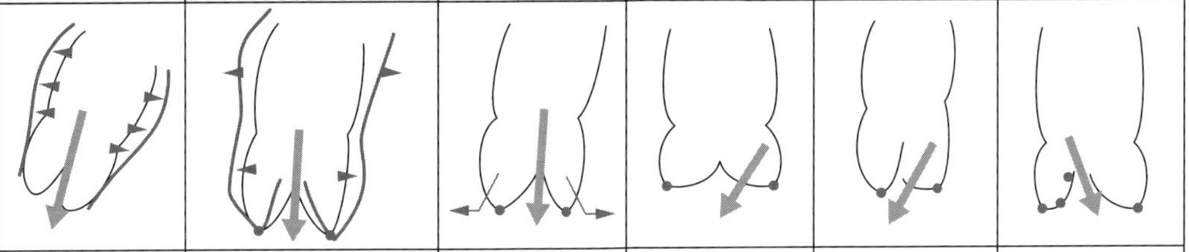					
修復術 (第一選択)	STJ remodeling 上行大動脈置換	大動脈弁温存術 *reimplantation* または SCA による *remodeling*	SCA	パッチ修復術 自己心膜または ウシ心膜	弁尖逸脱修復術 縫縮 三角切除 自由縁長の吊り上げ パッチ修復	弁尖修復術 *shaving* 石灰部除去 パッチ修復
(第二選択)	SCA		STJ annuloplasty	SCA	SCA	SCA

AI：aortic insufficiency（大動脈弁閉鎖不全），FAA：functional aortic annulus（機能的大動脈弁輪），STJ：sino-tubular junction（Valsalva 洞－上行大動脈接合部），SCA：subcommissural annuloplasty（交連下弁輪形成）
(Boodhwani M et al：Repair-oriented classification of aortic insufficiency：impact on surgical techniques and clinical outcomes. J Thorac Cardiovasc Surg **137**：286-294, 2009 より改変)

図1

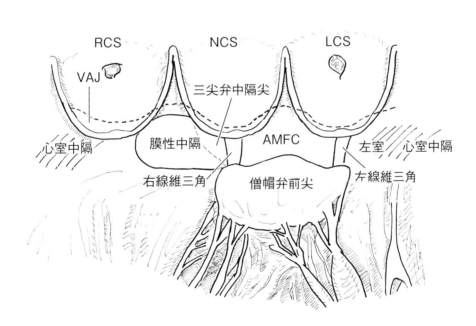

図2

外腔から眺めると（**図3**），RCSの大部分は右室流出路に接し，RCS-LCS間の交連付近は肺動脈と大動脈-肺動脈線維性連続組織で連結されている．LCSの後方は左室自由壁を通じて心膜横洞に接しているが，NCS寄りは左房と接している．NCSはLCS寄りが左房，RCS寄りが右房に接しており，その間に心房中隔が存在する．

ここで外科医にとって重要なのは，Valsalva洞の中枢側起始部，すなわちventriculo-aortic junction（VAJ）と三弁が起始する最下点（nadir）を結んだvirtualなライン，すなわちbasal ringには乖離があり，それは部位によって差異があることである（**図4**）．その二者に囲まれた範囲は解剖学的には"ventricle within sinus"，あるいは臨床的には"sinking sinus"などと呼ばれている．それはRCSで水平方向に最も乖離し，LCS-RCS間の交連で垂直方向に最も乖離している（**図5**；94ページの本文も参照）．したがって基部置換やannuloplastyを施行する際には，この解剖の理解が非常に重要になってくる．

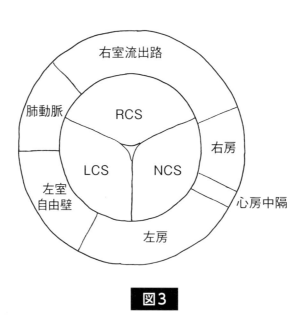

図3

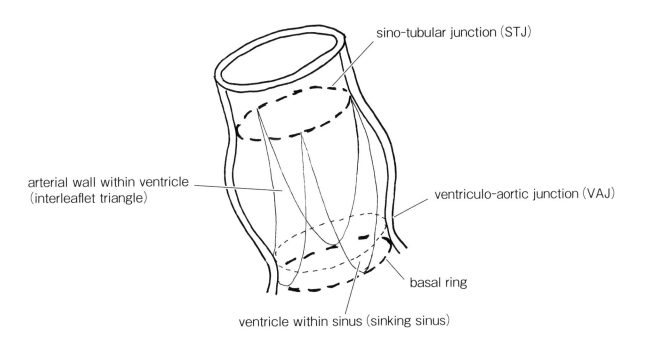

図4

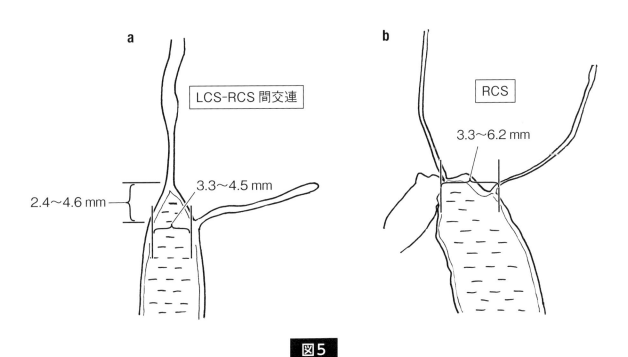

図5

b 手術の実際

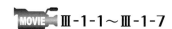

実際の手術手技を解説するには，Brussels groupによるARの機序の分類（図1）に沿うのが実践的である．

1) type Ia

sino-tubular junction（STJ）の拡大によるtype Iaは上行大動脈置換のよい適応である（図6）．しかし，STJを必要以上に縫縮するとかえって弁尖は逸脱するので，グラフトの選択が重要な役割を帯びてくる．健常者ではVAJ径はSTJ径の約1.2倍であるが，慢性のAR症例では純粋なtype Ia症例はむしろまれで，多かれ少なかれtype Ic病変も合併していると考えたほうがよい．あくまでシミュレーション上は，弁輪径が24～26 mmで，STJも同径の組み合わせが最も弁尖同士の接合面積が確保でき，拡張期のストレスが低く，収縮期の血流ずり応力（flow shear stress）も少ないとされている．厳密に言えば，Davidらが推奨しているように，交連を近づけていって接合を得られるときの径を選択するのが理想である．しかし，この方法では結局目測に頼る側面が強く，実臨床上は主に基部置換の領域でVAJ径，弁尖長（GH），交連間距離，交連の高さ（Brussels height），あるいは体表面積などから最適なグラフトを選択しているのが実情である．type Iaに限ると，Torontoでは術後のSTJ径が平均26 mm（VAJ径不明），またHomburgではVAJ径が平均27 mmに対し26 mmのグラフトが最も多く使われ，次いで28 mmのグラフトが使われており，妥当な選択と思われる．

なお，STJ，VAJ，GH，Valsalva洞，およびeffective height（eH；後述）の位置，および正常値は図7の通りである．

実際の手技であるが，主目的はSTJ縫縮なので，STJ直上で大動脈を離断する．三尖の交連間距離は均一でないことは周知の事実だが，その比率に正確にSTJを縫縮するのは困難なので，よほど不均等でなければ，グラフトを三等分した点と各交連間にpilot sutureをおき，各交連間を均等に縫縮するのが実践的である（図8）．4-0ポリプロピレン糸でグラフト（外→内），大動脈（内→外）の連続縫合でLCS-RCS間交連より開始し，NCS-RCS間交連で終わる．反対の糸を今度は逆に大動脈（外→内），グラフト（内→外）の連続縫合で縫い上がり，反対の糸と結紮する．このときに，糸を大動脈側に深く掛けすぎて冠動脈口のゆがみを作らないよう注意する．この糸を切らないで残しておき，他の2つの交連の部位で増し締めし，3つの交連を均等に外側に牽引して弁を評価する．すると，多くの場合は左冠尖（LCC）が最も小さいので，右冠尖（RCC）や無冠尖（NCC）が大きく縫縮されて逸脱を生じることになる．これを後述するcentral plicationで調整することになる．確実な弁の接合が得られたら，グラフトより心筋保護液を注入し，グラフトの張り具合や経食道エコーによりARの制御を確認する．止血の確認にも有用である．問題がなければ末梢側吻合を施行して終了である．

2) type Ib

これは自己弁温存基部置換術の適応であるので，後述III-3-a「remodeling法（Yacoub法）」の項を参照いただきたい．

1 大動脈弁形成術：三尖弁 **65**

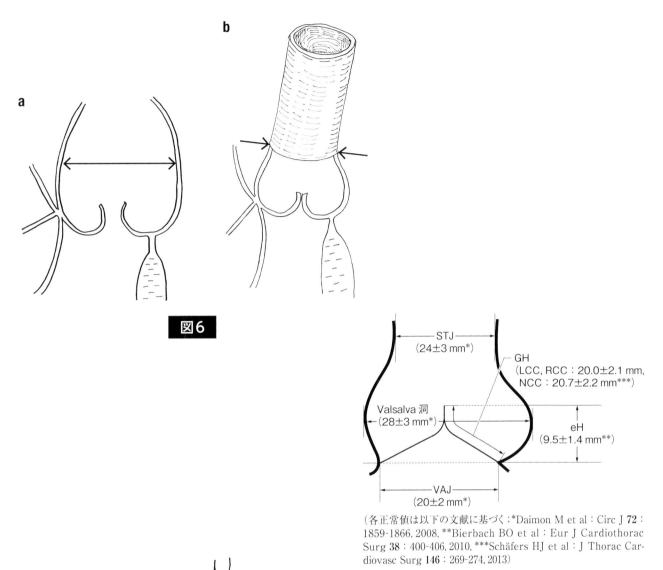

図6

図7

(各正常値は以下の文献に基づく；*Daimon M et al：Circ J **72**：1859-1866, 2008, **Bierbach BO et al：Eur J Cardiothorac Surg **38**：400-406, 2010, ***Schäfers HJ et al：J Thorac Cardiovasc Surg **146**：269-274, 2013)

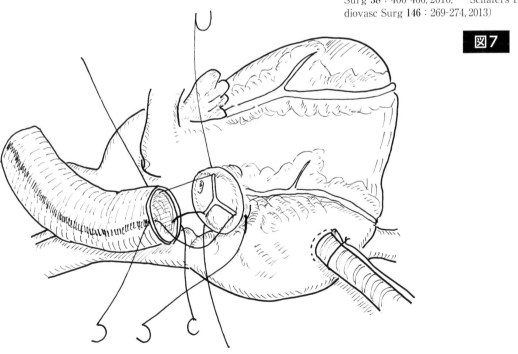

図8

3) type Ic

弁輪拡大によるtype Icはannuloplastyのよい適応である．現在実験的，臨床的にさまざまなannuloplastyが提唱されているが，詳細は他著を参照いただきたい．簡便であるが故に，古くから現在までに最も多く用いられているのはCabrolらのsubcommissural annuloplastyであるが，部分的な弁輪縫縮は再発のリスクが高いことが指摘されている．しかし，たとえばfenestration（穿孔）による逆流部の接合を部分的に増やしたい場合などでは，まだその存在価値はある．したがって，全周性に弁輪を縫縮する方法が好んで用いられており，現時点で臨床応用されている代表的なものはSchäfersらのexternal suture annuloplasty，Lansacらのexternal ring annuloplasty，Rankinらのinternal rigid ring annuloplastyであろう．本項では現時点でわが国において主に行われている前三者について紹介する．

ⅰ）subcommissural annuloplasty（交連下弁輪形成術）

交連のほぼ中間の高さで，プレジェット付き4-0ポリプロピレン糸を交連直下の弁輪より大動脈から左室側に出し，対側の弁輪で左室から大動脈側に刺出する．もう一方の糸もそのすぐそばで同様の運針をし，プレジェットを通して結紮する．これを3交連で同様に施行する（図9）．いわゆるBrussels height（交連の高さ）の半分の高さで縫縮すれば弁輪径を14％縮小できるとされており，これより小さくしたければより低位で，そこまで締めたくなければ高位で結紮すべきである．ただしRCS-NCS間の交連では膜性中隔や伝導系に悪影響を及ぼす可能性があるので，あまり低位で施行するのは避けるべきである．また，プレジェットの悪影響を避けるために外側からこの方法を試す報告も見受けられる．

ⅱ）external suture annuloplasty（外側縫合弁輪形成術）

上行大動脈をSTJ直上で離断し，両冠動脈にテーピングする．基部をfibrous portionではbasal ringまで剝離するが，muscular portionではとりわけRCSはVAJまででとどめる．しかし前述のごとく，LCS-RCS間の交連はVAJとbasal ringの乖離が垂直方向に一番大きい部位なので，少なくとも大動脈‐肺動脈線維性連続組織をその下の脂肪組織が見えるところまで剝離する．CV-0 sutureを，まずはLCS-RCS間の交連のbasal ring外側に1針掛ける（図10）．次いで，LCSの弁輪に沿って1針掛ける（図11）．このときのコツは，針の先端を動かしながら，弁輪の内腔より常にその位置を確認し，なるべく弁輪に沿って運針することである．さもなくば回旋枝を巻き込んで，その支配領域の虚血を引き起こすことになる．

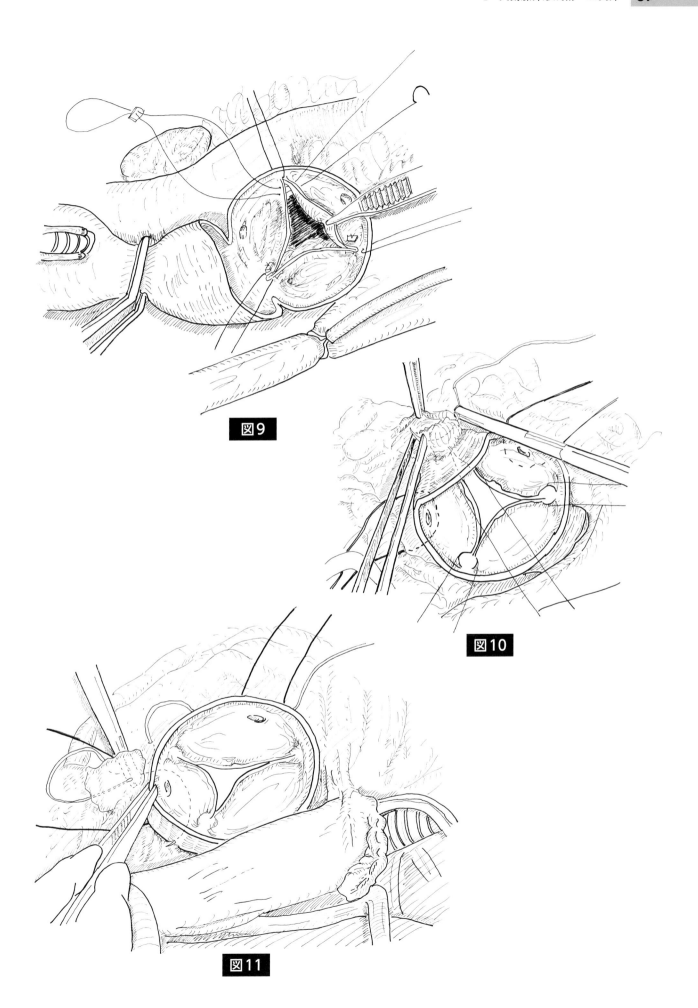

図9

図10

図11

次いで，NCSの後方1/2を，左房の天井に沿って運針し，反対側の針に移る．RCSも同様の要領であるが，ほとんど右室の心筋内を走行するような気持ちで運針する（**図12**）．この部位は特に針先がValsalva洞内に出やすいので，必要であれば持針器を2つ使って針の彎曲を少し鈍にするとよい．RCS-NCS間の交連下には膜性中隔と伝導路があるため，ここは運針せず，NCSの前方1/2を右房の天井に沿って運針し，終了する（**図13**）．最後に目標とする弁輪径のHegarダイレータを弁輪に入れ，CV-0糸を結紮する（**図14a**）．この糸は非常に緩みやすいので，結紮の最後に必ずヘモクリップを付けるようにしている（**図14b**）．

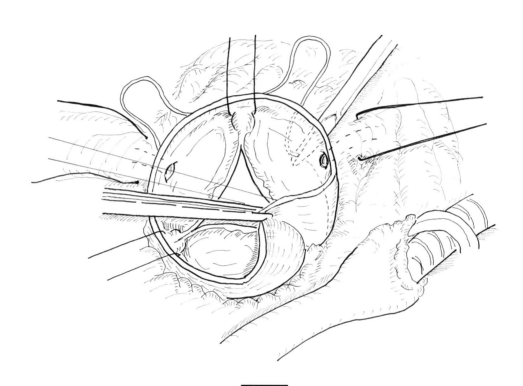

図12

1 大動脈弁形成術：三尖弁

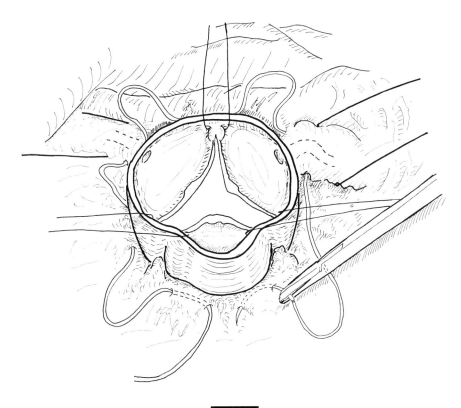

図13

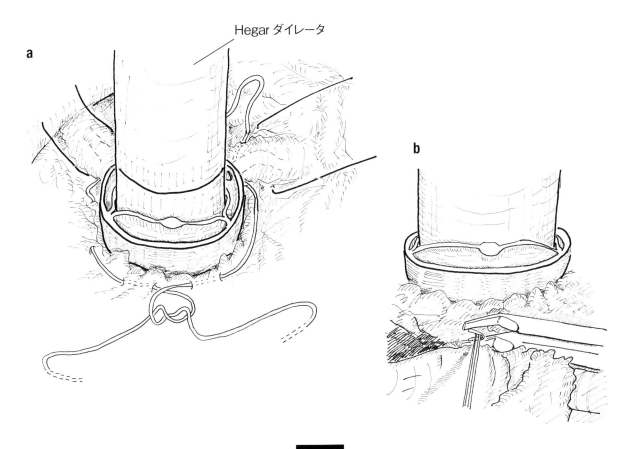

Hegar ダイレータ

図14

iii) external ring annuloplasty（外側リング弁輪形成術）

external suture annuloplastyでは基部の剝離が不十分でも針を深く刺入することで対処できるが，外側にリングを入れるとなると，aortic root reimplantation法のようにmuscular portionもbasal ring近くまで剝離しなくてはならない．reimplantation法の要領で各交連下，nadir下に計6箇所，プレジェット付き2-0 coated polyester両端針を左室側より心外に刺出する（図15）．ただし，RCS-NCS間の交連のみ膜性中隔を避けて，外側にのみ運針する（図16）．Lansacらのオリジナルの方法では，external expansible subvalvular aortic ring（Extra Aortic Ring；Coroneo社）を使用しているが，わが国では現時点で未承認なので，STJ縫縮に使用するグラフトを5mm程度のリング状に切り取って使用しているのが現状である．もし，上行大動脈置換をしないのであれば，目標とする弁輪径と比較し4〜5mm大きめの人工血管を使用すればよいであろう．リング状のグラフトの1箇所を切断して帯状にし，両冠動脈下と6箇所の糸の間をくぐらせて，NCSの位置でその両端を再び連結する（図17）．このときにグラフト連結の縫い代を大きく取りすぎると予想より小さくなってしまうので注意が必要であり，この縫い代分も考慮してグラフトを選択するのも一考である（図18）．最後にグラフトをくぐらせた6箇所の糸を結紮して終了である．強く締めすぎると組織が裂けて出血の原因となるので，ずれないように軽く固定する程度で十分である．

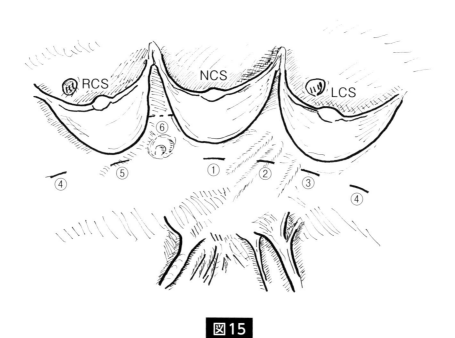

図15

1 大動脈弁形成術：三尖弁

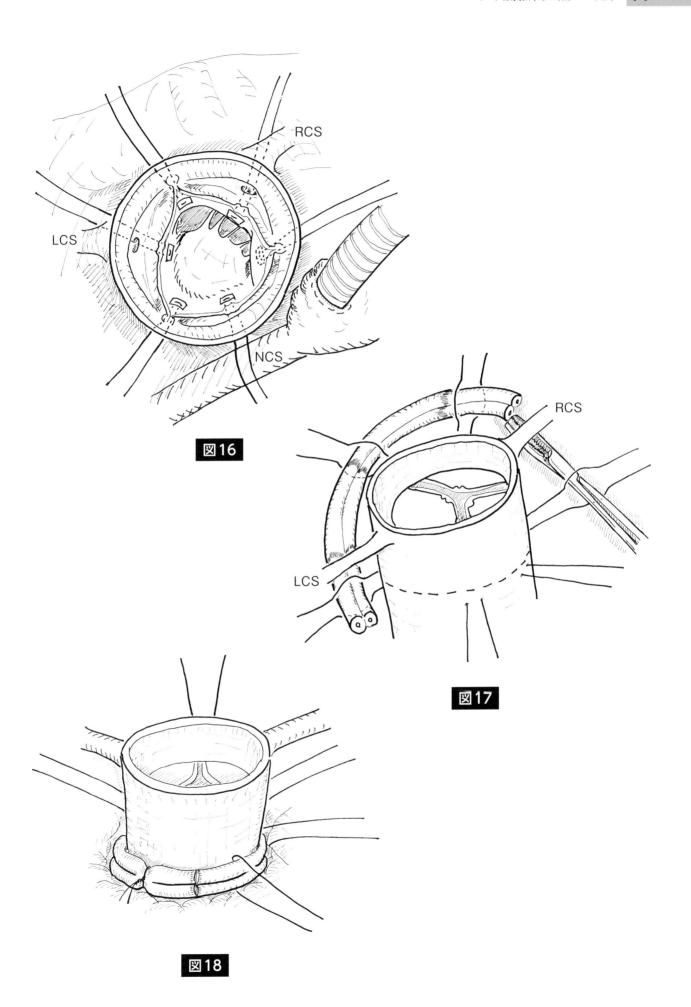

図16

図17

図18

4) type Id

　弁尖穿孔によるtype Idはパッチ形成のよい適応であり遠隔成績もよいので，よほど活動性の感染性心内膜炎でないかぎり，積極的に形成を試みるべきである．しかし，多発病変では弁尖の微妙な変形をもたらすので，fenestrationに対しては2つの弁尖にわたり3箇所以内の形成が推奨されている．使用する心膜は自己心膜でもウシ心膜でも成績に大きな違いはないが，わが国では自己心膜を使用している施設が多い．心膜は横隔膜面に近いほど厚く丈夫であり，この付近よりなるべく付随組織を除去して必要量を採取する．筆者らの施設では将来の石灰化対策とハンドリングをよくするために0.6％グルタルアルデヒド（20％ステリハイド1.5 mL＋生理食塩水50 mL）に5分間浸漬し，生理食塩水で十分リンスしておく．この濃度と時間には各施設により若干の差があるので，確認を要する．尾崎らは血小板減少対策に心膜の滑面を左室側に使用している．

　弁尖中央の穿孔に対しては，予想されるパッチよりも縫い代分大きくトリミングし，弁尖の厚さに応じて5-0あるいは6-0ポリプロピレン糸の連続縫合で閉鎖する（図19）．

　fenestrationに対しては，紐状支持組織（strand）の断裂の場合はまずArantius bodyの部分でパッチと弁尖を固定し，交連に向けて連続で縫合していく（図20）．最後の糸は大動脈の外に刺出し，マットレスでパッチを固定するように，別の糸をパッチから大動脈の外へ刺出し，これらを互いに結紮する（図21）．strandが残っている場合は，もう一方の糸を，パッチをstrandに巻き付けるようなかたちで固定して，最後に大動脈の外に刺出し，別の糸と結紮する（図22）．

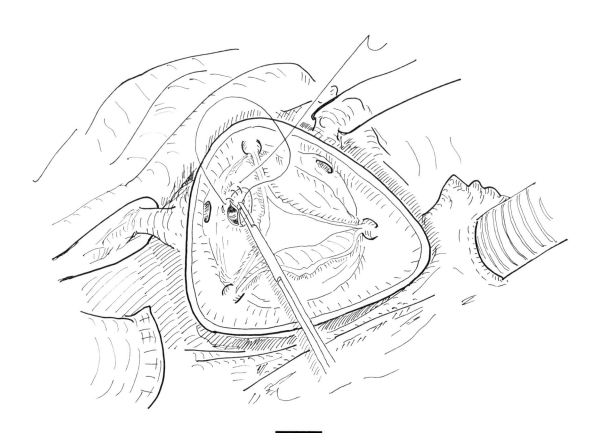

図19

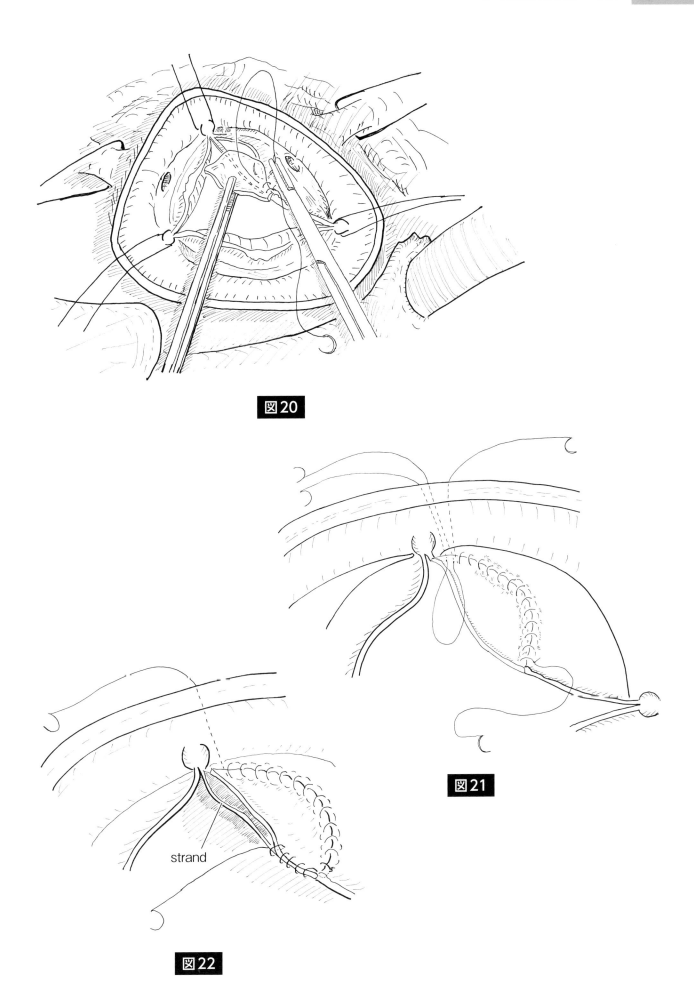

図20

図21

strand

図22

5) type Ⅱ

　弁尖逸脱によるtype Ⅱに対しては，古よりTruslerらが交連部付近での自由縁長の短縮を，Carpentierらが三角切除を施行してきたが，本項ではcentral plication（弁尖縫縮）とre-suspension（弁尖吊り上げ）について述べる．前者はArantius bodyが比較的厚く損傷のリスクが低く，またこの部位に掛かるストレスが最も低く，長さの増減が段階的に調節できる点で，現在最も頻用されている手技である．

　まず重要なのは，弁尖逸脱の診断と形成後の評価である．これにはSchäfersらのeffective height（eH）を用いるのが最も一般的で，これが9～10 mm以下であれば逸脱と診断する．測定に際してはキャリパー（MSS-1～3；Fehling Instruments社）を左室流出路方向に向けて，三尖とも同じ角度で測定するのが重要である（図23）．もちろん体格が小さく弁輪が小さければ8 mmでも許容範囲とされているが，接合長4 mm以下は再発の有意な危険因子であり，重要なのは十分な接合長（4 mm以上）を確保して三尖の高さを揃えることである．したがって，VAJ，GH，STJなどから最適なeHを設定することが肝要である．

　目標のeHを達成すべく形成するには，同時にannuloplasty，基部置換やSTJ縫縮が必要な場合，その後にcusp geometryが変化するので，central plicationは最後のfine tuningとして施行する．まず逸脱していない2つの弁尖のArantius bodyの中間同士にpilot sutureを掛ける（図24）．

　次いで非逸脱弁と対側の逸脱弁の両Arantius bodyを持って同時に中心方向に牽引し，非逸脱弁のpilot sutureと同じ位置に，非逸脱弁と逸脱弁の両者にpilot sutureを掛ける（図25）．これを反対側にも同様に施行する．すると逸脱弁の2本のpilot sutureに囲まれた部分が縫縮される範囲となる（図26）．

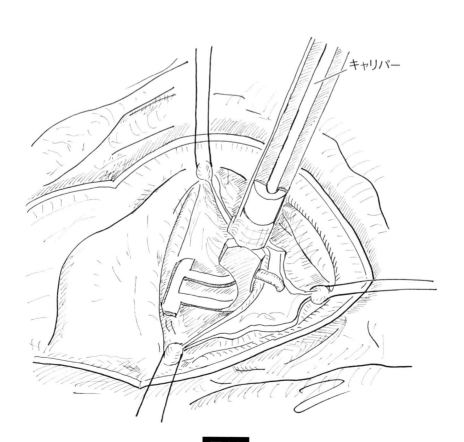

図23

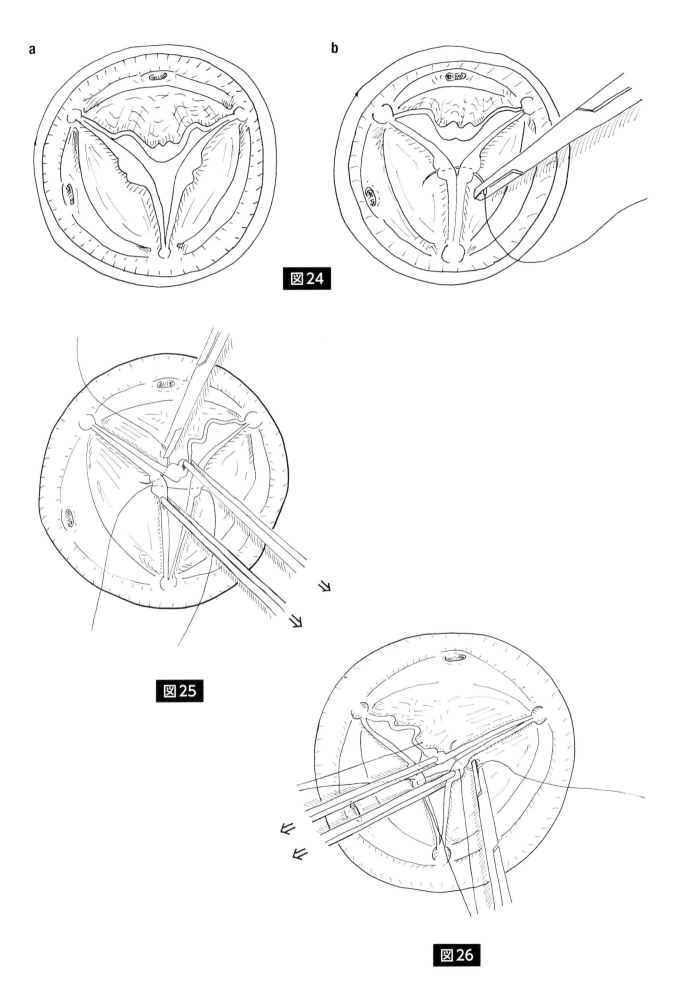
図24
図25
図26

MOVIE ▶ Ⅲ-1-6　5-0もしくは6-0ポリプロピレン糸の単結節で2mmずつ弁尖を縫縮していき，その都度eHを測定して目標に近づけていく（図27）．eHが高くなりすぎたら，慎重に1本ずつ外していけばよい．

しかし，時にArantius bodyの硬化が強くcentral plicationが困難なことがある．このようなケースでは硬化部位をslicingしてもよいが，CV-7 expanded polytetrafluoroethylene糸を2列，連続マットレスで自由縁に縫着し（図28a），互いを大動脈外側で結紮することで弁尖全体を吊り上げることができる．fenestrationがある場合には，その上下に縫着することでこの部位の補強も兼ねることができる（図28b, c）．しかし，この方法は菲薄な自由縁では損傷のリスクがあり，また過縫縮した場合，微調整ができないという欠点を有する．

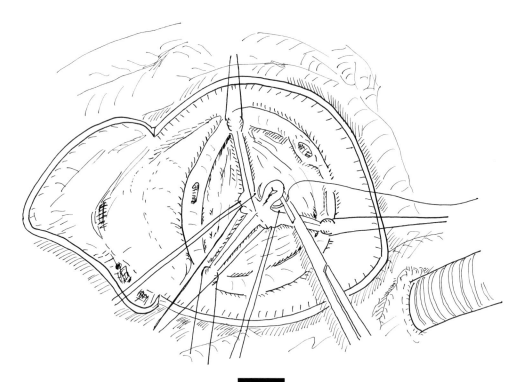

図27

1　大動脈弁形成術：三尖弁

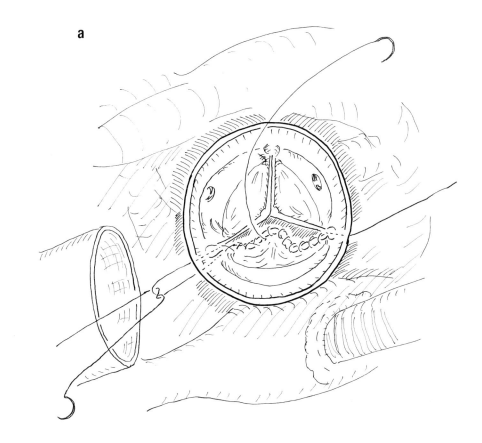

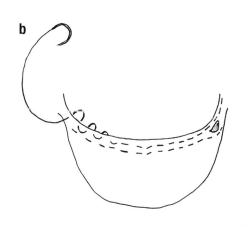
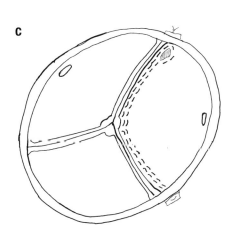

図28

6) type Ⅲ

　一般的にGHが三尖弁で16 mm以下，二尖弁で19 mm以下で，弁尖短縮している場合は，弁形成を避けたほうがよいとされている（図29：この図ではGHは24 mmを示している）．しかし若年者で抗凝固療法を避けたい場合には，心膜で弁尖を延長せざるを得ない．Carpentierらの方法によると8 mm幅のグルタルアルデヒド処理した自己心膜ストリップで三尖を延長していくが，彼らの方法はリウマチ性疾患を対象としているのを忘れてはならない．一ないしは二弁尖が短縮したケースで正常の弁尖あるいは交連まで過剰に延長すると，心膜が拡張期に外翻してARを生じるリスクを生じる．したがって，すべての弁尖について慎重に計測し，必要最低限延長するのがキーポイントである．

　具体的には他の弁尖のGHに縫い代分を追加した自己心膜ストリップを作成するが，中心を太く，交連部では細くした三角形に近いかたちがよいだろう（図30）．一尖のみの延長であれば，隣接する弁尖との交連はそれ以上高くできないからである．少し大きめに作成して，後から追加切除すると失敗は少ない．Arantius bodyより5-0もしくは6-0ポリプロピレン糸の連続で両交連に縫い上がっていき，大動脈の外に刺出し，type Idの項で述べたように別の補強の糸と結紮する（図31）．最後にcentral plicationして他の弁とeHを揃えて終了する．

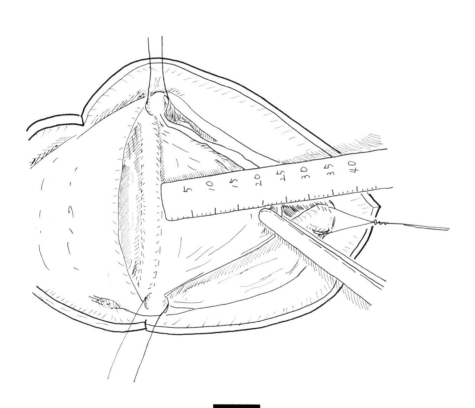

図29

1 大動脈弁形成術：三尖弁

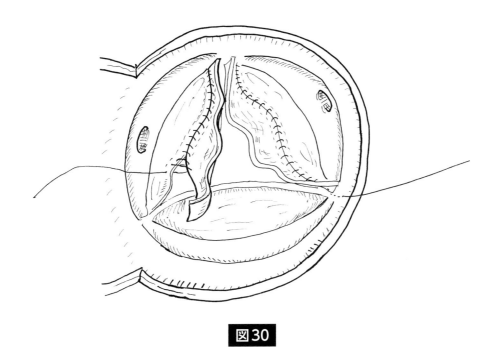

図30

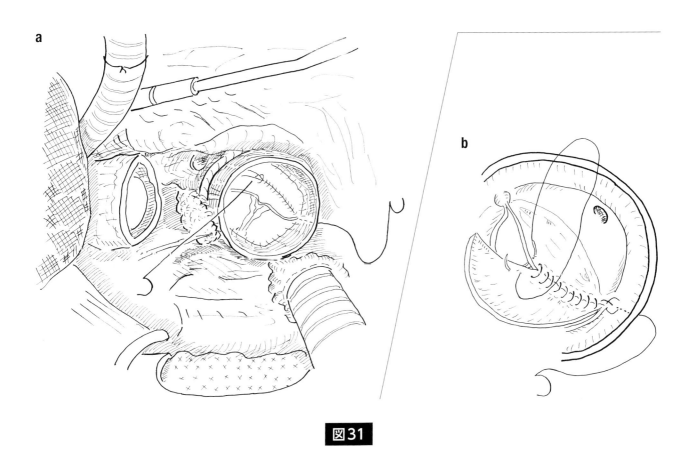

図31

2 大動脈弁形成術：二尖弁

二尖弁では接合面が1箇所であるため，逆流の制御は比較的容易である．しかし，逆流の制御にのみ汲々としていると術後狭窄の懸念が残る．さらに，多様なphenotypeに対する配慮，弁輪拡大への介入，交連の配置など未解決の課題も多く，大動脈弁形成術（AVP）はいまだ標準化しているとは言い難い．したがって，本項では現時点で最も広く受け入れられている術式に的を絞り解説を加える．なお，術中の略語に関しては前項Ⅲ-1「大動脈弁形成術：三尖弁」に準ずる．

a | 弁尖の形態と病態

二尖弁のAVPに臨むには，まず弁尖の形態と病態についてよく把握しておく必要がある．最も有名な分類はSieversらによるものである（**図1**）．彼らはrapheの数でtype 0～2に分類し，type 0を弁尖の位置でlat（lateral）とap（anterior-posterior）に，type 1，2を癒合弁尖の位置でL-R，R-N，N-Lに細分類している．また，病態を狭窄，逆流，その混合でS（stenosis），I（insufficiency），B（balanced valvular lesion）に分類している．最も多いのがtype 1，L-Rで71％にのぼり，type 1，R-Nが15％で続く．type 2はすべてL-R，R-N癒合の一尖弁である．一方，Sabetらの交連の角度による分類では，二尖が均等，すなわち180°に配置されるタイプはSieversらの報告と同様に5％と少数で，三尖弁のごとく非癒合弁が全周の1/3，すなわち120°を占めるタイプは2％とさらに少数である（**図2**）．残る92％は二尖が不均等に配置され，これらのバリエーションが二尖弁の形成を複雑なものにしている．なお，癒合弁尖の位置関係はSieversらの集計と同等であった．交連が180°に配置されるtype 0のほうがtype 1よりも血行動態的にストレスが小さく，臨床的にも交連角度が160°以上のほうが遠隔成績がよいという報告がある一方，180°の仕上がりでは術後の圧較差が上昇するという報告もあり，type 1の交連をどのように配置するかについてはいまだ議論の余地がある．

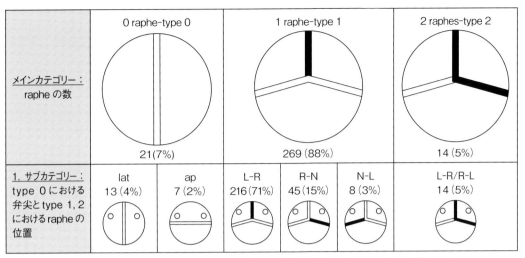

(Sievers HH, Schmidtke C: A classification system for the bicuspid aortic valve from 304 surgical specimens. J Thorac Cardiovasc Surg 133: 1226-1233, 2007)

図1

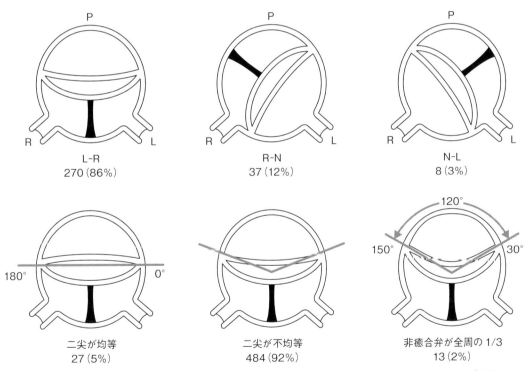

[Sabet HY et al: Congenitally bicuspid aortic valves: a surgical pathology study of 542 cases (1991 through 1996) and a literature review of 2,715 additional cases. Mayo Clin Proc 74: 14-26, 1999]

図2

b 手術の実際

MOVIE Ⅲ-2-1〜Ⅲ-2-6

1) complete fusion type

　ARを伴う二尖弁の約半数で弁輪拡大を伴っており，こうしたケースではまず基部置換もしくはannuloplastyを施行する（詳細は前項「大動脈弁形成術：三尖弁」ならびに次項「自己弁温存基部置換術」参照）．二尖弁では基部置換あるいはannuloplastyを行ったほうが成績がよく，したがって，基部置換の閾値は三尖弁よりも下げてよいと思われ，STJ remodelingも然りである．弁輪あるいはSTJ縮小により当然cusp geometryは変化するので，それに合わせて弁尖形成を施行するのは理にかなっている．ただし，基部置換の際に二尖の自由縁長を合わせるだけであれば，Lansacらが行うようにグラフトを縫着する前のほうがスペースが十分あって容易だが，グラフト縫着後にfine tuningを行う必要は残る．さらに，external suture annuloplastyを施行する場合，cusp plication後は目的のHegarダイレータが入らない可能性が残る．ここでは最も頻度の高いtype 1, L-Rに対し180°アングルで弁尖を形成する方法について述べる．

MOVIE Ⅲ-2-1
MOVIE Ⅲ-2-2

　まず無冠尖（NCC）のGHを評価し，19 mm以上であれば弁温存を続ける．弁輪部の固くなったraphe部分を切除して弁尖の可動性をよくしておく（図3）．aortic root remodeling法を施行するのであれば，グラフトに2等分の20 mm程度の高さの幅広のtongueを作成し，tongueの中間点ならびにNCCのnadir中間点にマーキングをしておく［図4，およびⅢ-3-a「remodeling法（Yacoub法）」の図6（98ページ）参照］．まずrapheから左冠尖（LCC）-NCC交連に向けてグラフト→nativeの向きにフォアハンドで運針し，右冠尖（RCC）-NCC交連に向けて逆にnative→グラフトの向きにフォアハンドで運針する．ここで対称的なValsalva洞を作成するためにLCC-NCC交連と同じ高さまでRCC-NCC交連のグラフトに切り込みを入れることが重要である．NCSはLCC-NCC交連に向けてグラフト→nativeの向きにフォアハンドで運針し，最後にRCC-NCC交連に向けて逆にnative→グラフトの向きにバックハンドで運針する（図5）．糸の結紮の前に神経鈎で緩みを取るのを忘れてはならない．remodeling法の詳細はⅢ-3-a「remodeling法（Yacoub法）」を参照されたい．

MOVIE Ⅲ-2-3

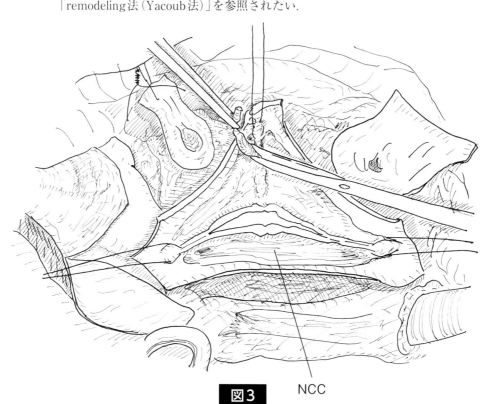

図3　　NCC

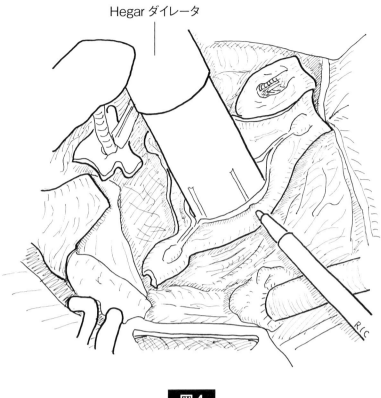

図4

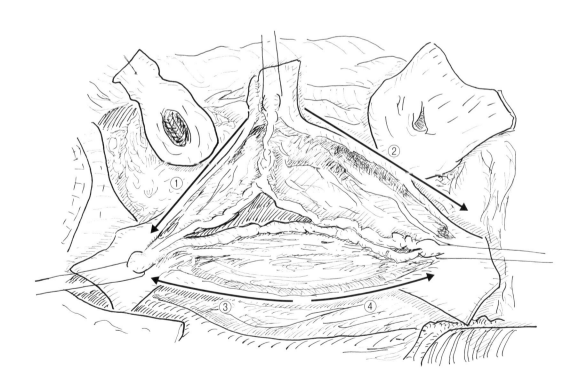

図5

次いでannuloplastyであるが，STJレベルのみならずVAJレベルでも弁尖のアングルを180°にするのであれば，external suture annuloplastyでは弁輪を均等に締めるのみなので，raphe部分でプレジェット付きマットレス針を用いて部分的な縫縮を試みるのも一法である（図6）．external ring annuloplastyであれば通常は弁輪に掛けた糸をリングには刺入せず，リングを挟み込むようにして結紮するが，両交連の糸をリングの二等分の位置に刺入してから結紮すれば，理論的には弁輪を180°に調整可能である（図7）．

STJ remodelingを施行するのであれば，STJを直上で離断し，グラフトの二等分のラインと交連を合わせるように連続縫合で接合する．

最後に弁尖の処理に移る．交連の糸を均等に180°方向に牽引，固定して弁の評価に移る．比較的大きなNCCは，基部置換あるいはannuloplastyとSTJ remodelingによりouter size reductionされたことにより，かなりのたるみが生じているはずである．弁尖のbulgingにより弁尖同士の接合面が弁輪より左室側に落ち込むと再発の危険因子となるので，bulgingが高度であれば修復する必要がある．弁の厚さに応じて5-0あるいは6-0ポリプロピレン糸の結節またはマットレス縫合を弁腹に2〜3針置くことにより修正する（図8）．ここでNCCのeHを測定し，これをR-Lのfused cuspのreferenceとする．ここで注意すべきは，二尖弁の場合，eHが7〜8 mmと低めでも，接合長が4 mm以上確保されていればそれで良しとすべき点である．必要以上にeHを稼ごうとすればするほど弁尖の可動性が失われ，術後の圧較差が問題となるのが二尖弁形成におけるジレンマである．

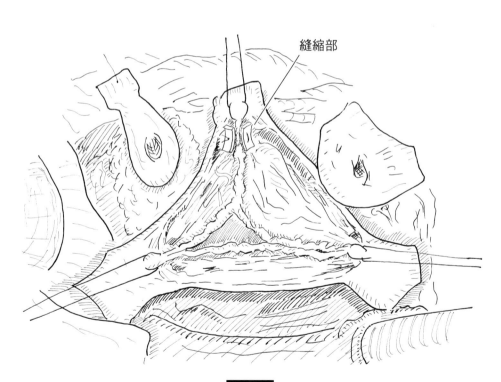

図6

2 大動脈弁形成術：二尖弁

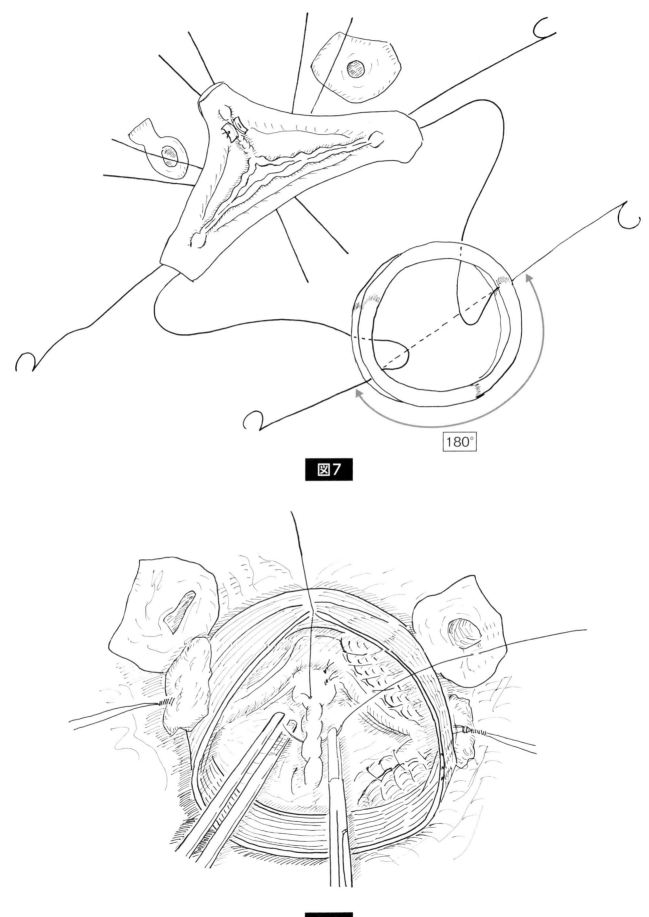

図7

図8

central plicationは，基本的には前項「大動脈弁形成術：三尖弁」に記したごとくである．NCCのArantius bodyに掛けた2本のpilot sutureを，対側のfused cuspの交連から同距離の部位に掛ける．この2本のpilot sutureに囲まれた部分がplicationを行う範囲である(**図9**)．この部位は硬化していることが多く，その場合は三角切除して5-0あるいは6-0ポリプロピレン糸の結節縫合で閉鎖する(**図10**)．ここで必要以上に切除すると弁尖の薄い部位で縫合せざるを得ないことがあるので，切除は必要最低限にとどめる．縫合線が長かったり薄かったりして術後の縫合部の離開が懸念される場合はマットレスおよびover-overで閉鎖してもよいだろう．硬化の範囲が広い場合には自己心膜パッチで補填することも考慮する(**図11**)．最後にHegarダイレータで弁口面積が十分確保されていることを確認して終了する．

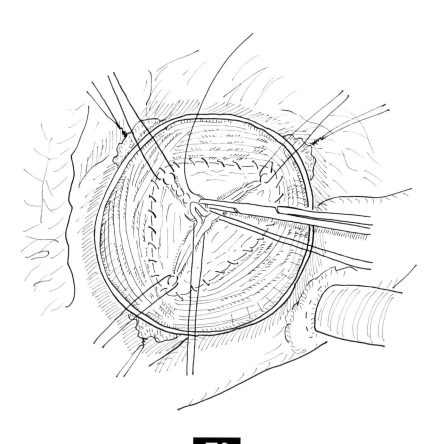

図9

2 大動脈弁形成術:二尖弁 87

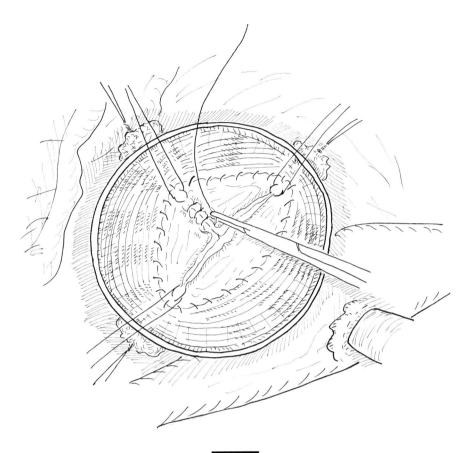

図10

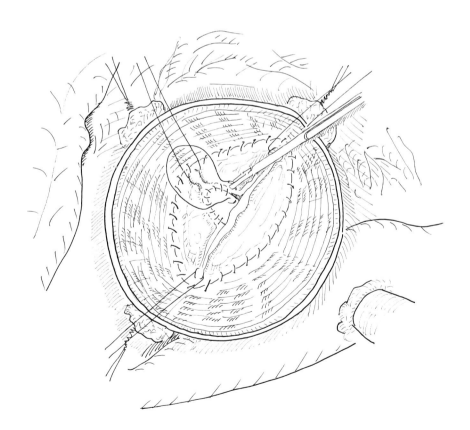

図11

2) incomplete fusion type

　Sabetらの「非癒合弁が120°」のタイプは一見すると三尖弁と見間違うほどだが，癒合弁のrapheが2つの正常交連よりも低位に位置していることで鑑別可能である（図12）．このタイプ，あるいは「二尖が不均等に配置」するタイプでも非癒合弁が120°に近いと，非癒合弁は一般的な二尖弁よりも小さく開放面積が狭い．開放面積が比較的大きな癒合弁の，非癒合弁の2倍近くあるfree marginを，非癒合弁のそれと同じ長さに縫縮すると，術後狭窄は必発である．それを回避する方法としては，①二尖を三尖として修復するいわゆるtricuspidization法，②癒合弁に自己心膜を補填して可動性をよくして開放面積を増やす方法，③交連を高くする，あるいは基部置換して弁の可動性をよくする方法などが考えられる．ここではtricuspidization法について紹介するが，Kawazoeらのように癒合弁を糸で吊り上げる方法は一見シンプルにみえるが，糸の長さの調整に熟練を要する．そこでもともとは小児の大動脈弁狭窄症に用いられてきた，自己心膜を補填して低位の交連を高くする方法について紹介する．呈示するのはLCC-NCC fused typeである．

　まず自己心膜をできるかぎり余分な組織を除いて5×5 cm程度採取する．筆者らの施設では0.6％グルタルアルデヒド（20％ステリハイド1.5 mL＋生理食塩水50 mL）に5分間浸漬し，生理食塩水で十分リンスしておく．この濃度と時間には，各施設により若干の差があるので確認を要する．次いでfused cuspの硬化したrapheを除去する（図13）．非癒合弁のnadirレベルから正常交連までの高さ，いわゆるBrussels height（交連の高さ）を測定し（図14），癒合弁間の交連にその高さをマーキングしておき，これを新しい交連の目標とする（図15）．

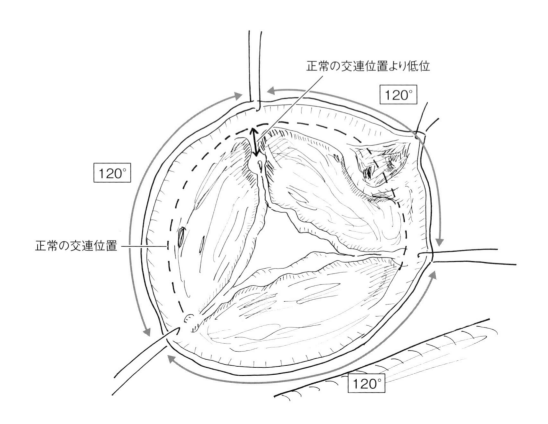

図12

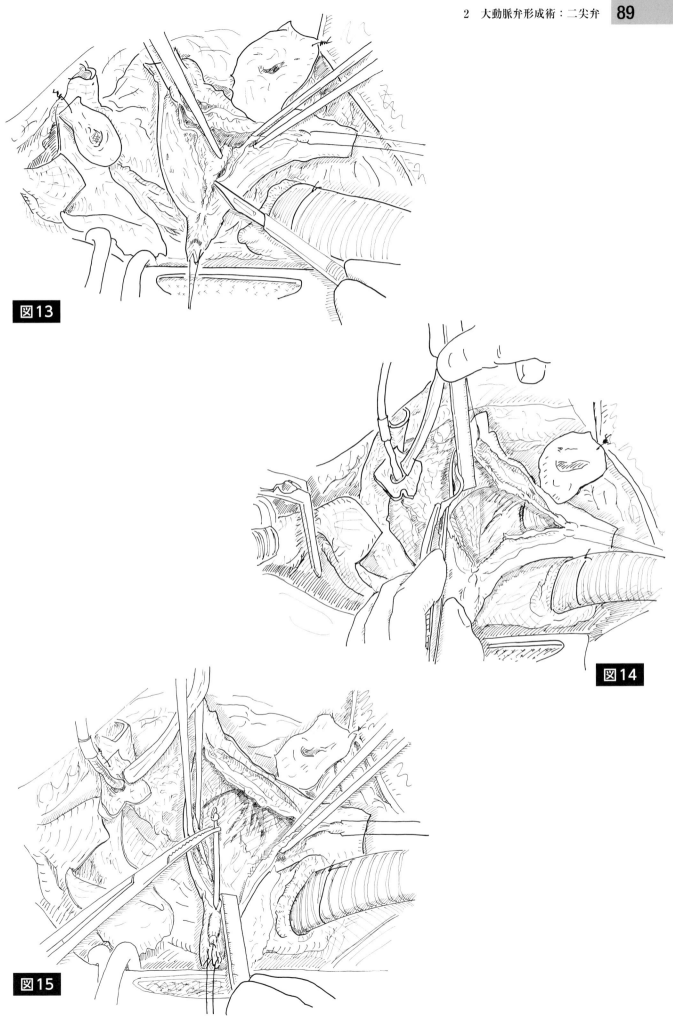

図13

図14

図15

自己心膜を三角状に切り取り，それを二等分に折り込み，折り目の一番低位を以前の交連部に固定する（図16）．新しい交連に向けて心膜の折り目を大動脈壁に連続縫合で固定していく（図17）．次いで，2つの弁尖の中央まで心膜の底辺を連続縫合で固定していく（図18）．最後に余剰の心膜をトリミングし，eHを揃えて終了である（図19）．

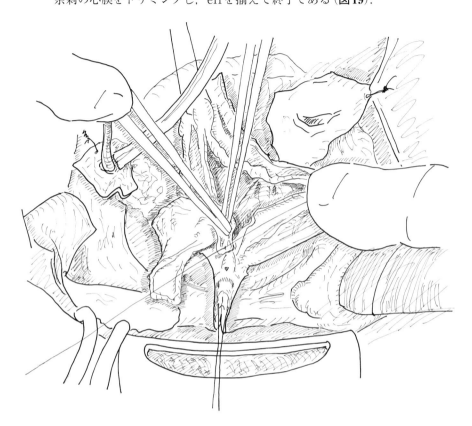

図16

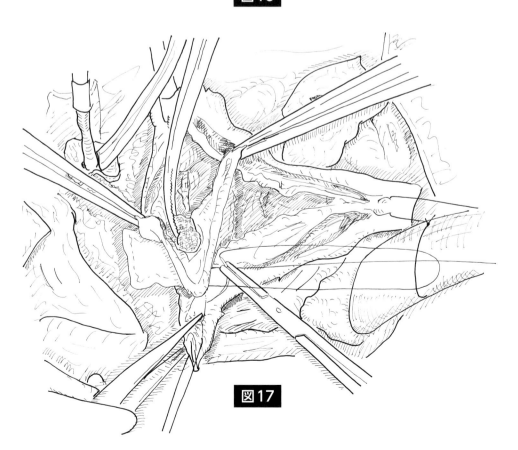

図17

2 大動脈弁形成術：二尖弁

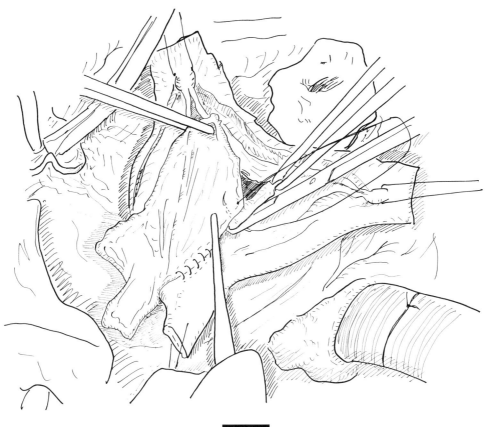

図18

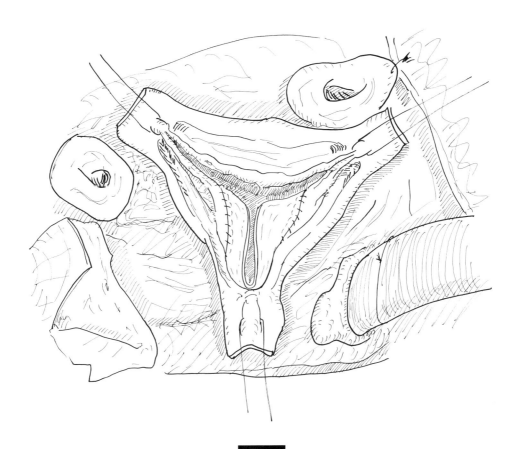

図19

3) type 2 (一尖弁)

先述のごとく，type 2の二尖弁とはいわゆる一尖弁のことである．これを三尖化する報告もあるが，二尖として修復するほうが単純であろう．Homburg groupでは従来1つの未熟な交連を正常の高さに戻してtype 1の二尖弁にして修復していたが，近年は2つの未熟な交連を1つにまとめて正常の高さにして左右対称の二尖弁を作る，すなわちtype 0にする方法が好んで用いられている．一尖弁の形成を手掛けるのはよほど経験豊富な施設に限られると思われ，ここではその模式図のみ示す（**図20**）．

2 大動脈弁形成術：二尖弁　93

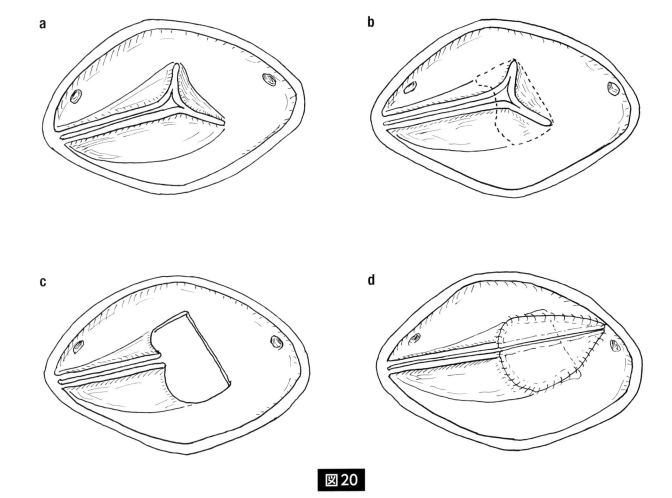

図20

3 自己弁温存基部置換術

a remodeling法(Yacoub法)

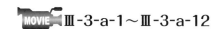
MOVIE Ⅲ-3-a-1〜Ⅲ-3-a-12

　自己弁温存基部置換術には，aortic valve reimplantation法(reimplantation法)とaortic root remodeling法(remodeling法)があり，それぞれに一長一短があったが，さまざまなmodificationを経た結果，Valsalvaグラフトを用いたreimplantation法とannuloplastyを併用したremodeling法はほぼ同等のqualityを提供できるようになったといえる．筆者は，①剝離範囲が少ない，②縫合線が少なくかつ縫いやすい，したがって③操作時間が短い，④弁輪径とSTJ径の比を比較的自由に選択できる，⑤基部の伸縮性が保たれる，などの理由よりremodeling法を施行している．

　annuloplastyにも多々選択肢があり，現在わが国で多く施行されているものはexternal suture annuloplastyとexternal ring annuloplastyであろう．筆者はremodeling法の長所をなるべく損なわず，なおかつ有効に弁輪縫縮が可能という点で前者を主に施行しているので，そのtips and pitfallsを紹介する．なお，術中の略語に関してはⅢ-1「大動脈弁形成術：三尖弁」に準ずる．

1) 大動脈基部の剝離

　上行大動脈をSTJの5〜10mm直上で離断する．各交連にstay sutureをおいて牽引しながら以後の剝離をすると容易である．まず最も容易なNCSと左房の間を剝離する．この部位は

MOVIE ▶ Ⅲ-3-a-1　fibrous portionに相当し，basal ringレベルまで容易に剝離が可能である．ハサミの先端の曲がりを大動脈側に向けて剝離するのがコツである(図1)．出血対策でグラフトを内挿するため，大動脈壁のレムナントを4〜5mm残してNCSを切除する．

MOVIE ▶ Ⅲ-3-a-2　次いで，大動脈-肺動脈線維性連続組織を剝離する．ここを中心とした弁輪1/3周はmuscular portionに相当し，特にLCS-RCS間交連はVAJとbasal ringの乖離が垂直方向に2.4〜4.6mmと最も大きい部位である［Ⅲ-1「大動脈弁形成術：三尖弁」の図5(63ページ)参照］．したがってbasal ringまで到達するには脂肪組織が出てくるまで剝離しなくてはならないが，その奥にある左冠動脈前下行枝の第1中隔穿通枝まで到達することはまずないといってよい．

MOVIE ▶ Ⅲ-3-a-3　次に右冠動脈口を同様に，レムナントを4〜5mmn残してボタン状にくり抜き，糸を掛けて外側に牽引しておく．時に円錐枝が別個に起始していることがあるので，これを損傷しないように留意する．また，NCSの方向に洞結節動脈が弁輪近くを走行することもあり，これを損傷しないように留意する．この部位のVAJとbasal ringの乖離は水平方向に3.3〜6.2mmと最も大きい部位である［Ⅲ-1「大動脈弁形成術：三尖弁」の図5(63ページ)参照］．external ring annuloplastyを行うのであれば右室心筋に入り込んでいかなくてはならないが，external suture annuloplastyであればそれは不要である(図2)．このとき右室に切り込まないよう，なるべく内側に向けて剝離をするのがコツである．RCS-NCS間交連直下には膜性中隔と刺激伝導路が走行しているので，annuloplastyの糸が通過するスペースを確保するにとどめる．

MOVIE ▶ Ⅲ-3-a-4　最後に左冠動脈口を同様にボタン状にくり抜くが，この周囲には微小な冠静脈が存在するので適宜電気メスを使用する．剝離後に心筋保護液を入れながら出血の有無を確認することが重要である．筆者らは好んでself-inflating balloon付きのcoronary perfusion catheterを左冠動脈口にターニケットで固定し，上方に牽引している．すべての剝離が終了した段階を図3に示す．

3 自己弁温存基部置換術―a remodeling法(Yacoub法)

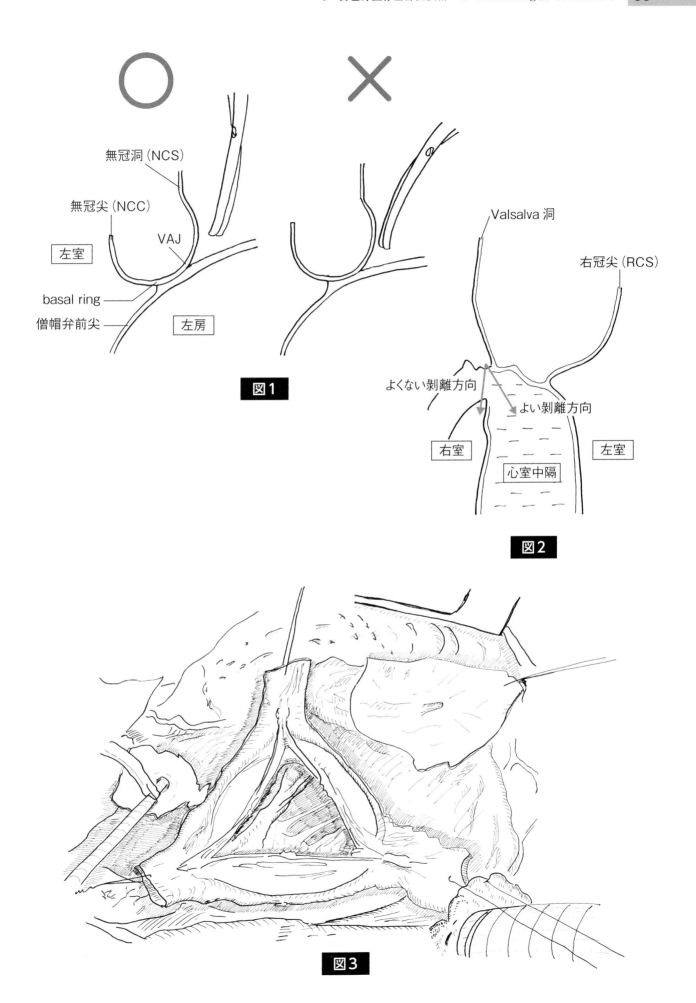

図1

図2

図3

2) root geometryの測定

MOVIE ▶ Ⅲ-3-a-5

MOVIE ▶ Ⅲ-3-a-6

　各弁尖のArantius bodyを摂子で軽く牽引し，GHを計測する（図4）．これが三尖弁では16 mm以下，二尖弁では19 mm以下の場合は形成を控えたほうがよいとされている．それでも形成を目指す場合には自己心膜で弁尖を延長する必要がある．次いでbasal ring径をHegarダイレータで計測する．このときに筆者らはオリジナルの円周の六等分の切り込みが入ったHegarダイレータで，各交連間の中間点のnadirにマーキングしている（図5）．このとき各交連のstay sutureを均等に牽引することが重要である．

3 自己弁温存基部置換術—a　remodeling法（Yacoub法）

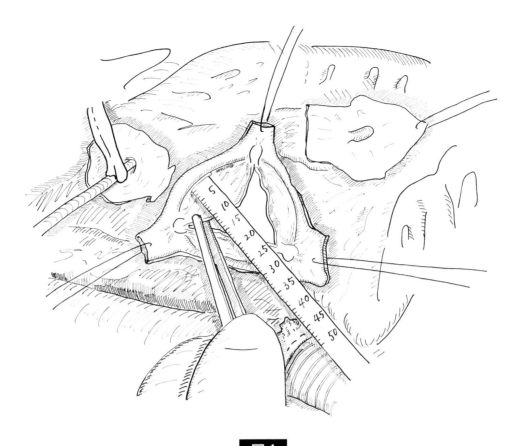

図4

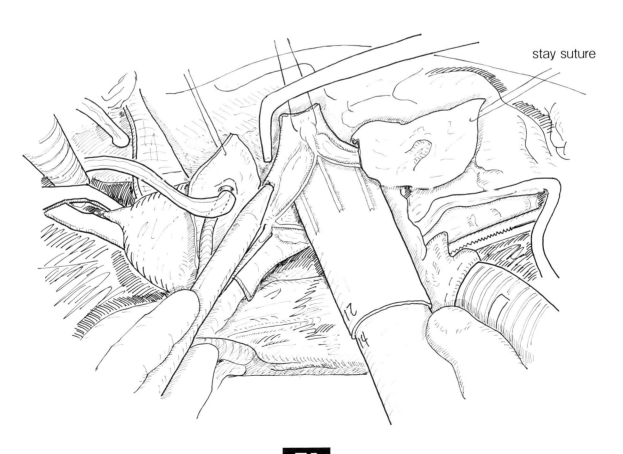

図5

3) グラフトのトリミング

健常者ではVAJ径はSTJ径の約1.2倍であることから，VAJが著明に拡張していないかぎり（30 mm以下），VAJ径よりワンサイズ（もしくは10%）小さなグラフトを選択する．体表面積が1.8 m^{2}以下なら24 mm，1.9～2.2 m^{2}なら26 mm，2.3 m^{2}以上なら28 mmと簡便化している施設もあり，日本人の体格だと24 mmが大多数であろう．逆に体表面積による標準VAJ径よりannuloplastyの目標VAJ径を決め，それよりもワンサイズ大きなグラフトを選択するのもよい．日本人の体格だと標準VAJ径は20～22 mmなので，その意味でも24 mmのグラフトは妥当な選択といえる．Valsalva洞を作るため，グラフトの選択では止血能を重視した固めのグラフトは避けたほうがよい．Valsalvaグラフトを使うのであれば，交連高を高くしたいこと，グラフトを使用してexternal ring annuloplastyを施行すると術後VAJ径が4 mm程度小さくなることなどより，26 mm前後がよいだろう．

三尖弁ならば三等分，二尖弁なら二等分の20 mm程度の高さの幅広のtongueを作成し，後に必要に応じ切り足していくこととする（図6）．ValsalvaグラフトであればSTJ lineまででよい（図7）．このとき三尖弁ならばグラフトの円周に沿って六等分のマーキングをしてからtongueを作成し，tongueの中間点にマーキングが残るようにしておく．二尖弁であれば交連同士を合わせるようにグラフトを2つ折りにして，tongueの中間にマーキングする（図6）．

4) グラフトと大動脈壁の縫合

図8に丸数字で示した順に，nadirから交連に向けて縫合していき，交連で対側から来た縫合糸同士で結紮する．具体的な運針幅は，nadirではnative側とグラフト側で同幅とするが，交連部に進むにつれてnative側2～3 mmに対しグラフト側4～5 mmとして，グラフトをbulgingさせてValsalva洞を作るようにしていく（図9）．この際，グラフトを内挿して出血を防ぐのだが，そのために糸を深めに掛けるよう留意する．また，基部のnadirとグラフトのtongueのそれぞれの中間点から縫い始め，左右対称なsinusを作成していく．

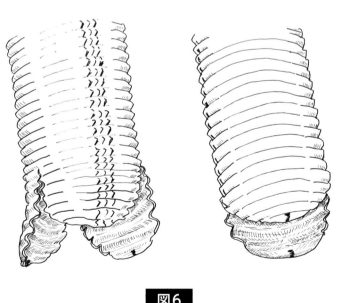

図6

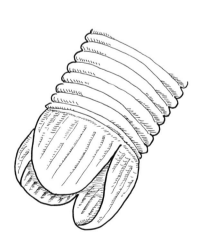

図7

3 自己弁温存基部置換術—a remodeling 法（Yacoub 法）

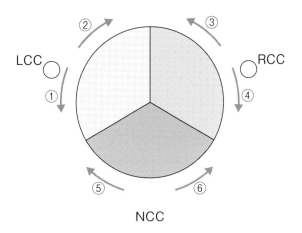

図8

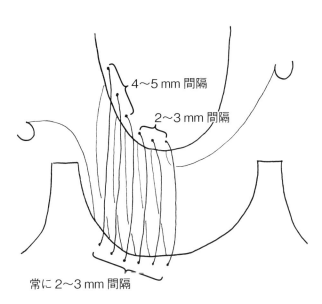

図9

LCSのLCC-NCC交連側(図8の矢印①)は,グラフト→nativeの向きにフォアハンドで運針する(図10).ここでグラフトを切り足していくのだが,最終的にできあがった交連の高さと同じ高さの他のグラフトの交連にマーキングし,3つの交連が同じ高さに仕上がるようにする.三尖ではたいていLCCが最も小さいので,他の伸展した弁尖をLCCに合わせることになる.すると当然,それらは余剰の弁尖がたるんで落ち込むので,後述するcentral plicationでそれらを調整すればよいことになる.したがって,前述した「nadirとtongueの中間点同士から縫い始める」ことが重要性を帯びてくる.この3つの対称的なsinusを作成するコンセプトは,Lansacらのstandardized approachに通じるものがある.

　LCSのLCC-RCC交連側は術者の身体の右側を患者につけて,native→グラフトの向きにフォアハンドでグラフトを内挿しながら運針する(図11).RCSのRCC-LCC交連側は同様に,native→グラフトの向きにフォアハンドで運針する(図12).交連に進むにしたがって縫いにくくなるので,対側の糸を緩めながら運針し,最後に神経鉤で緩みをとってから結紮する.Lansacらの方法では交連の高さがすでに決まっているので,nadirと交連の双方から縫っていき,中間で結紮するようにしており,若干容易である(図13).

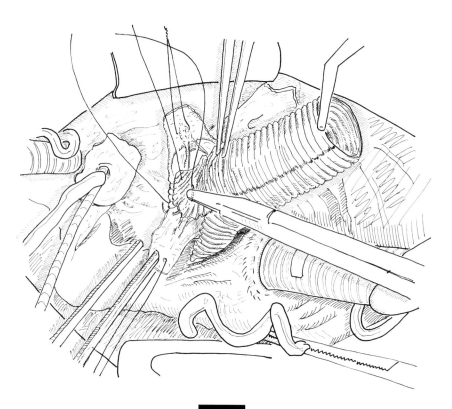

図10

3 自己弁温存基部置換術—a remodeling 法（Yacoub 法）

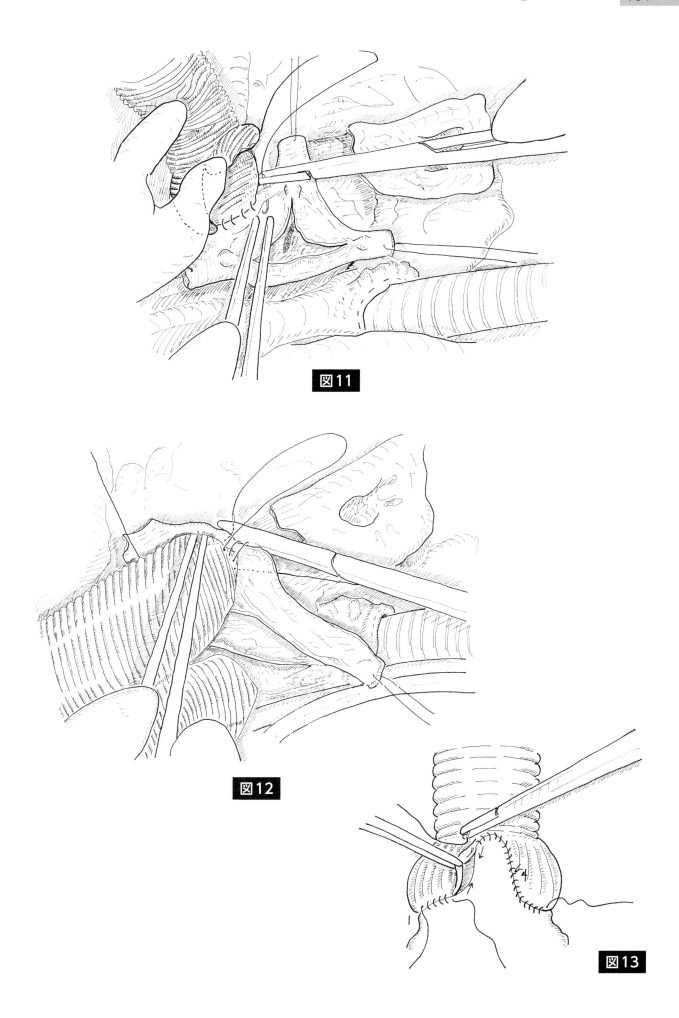

図11

図12

図13

RCSのRCC-NCC交連側は，糸の向きを変えて再びnative→グラフトの向きにフォアハンドで運針する(図14)．最後にNCSのNCC-LCC交連側は，助手にtongueを支えてもらいながらグラフト→nativeにフォアハンドで運針する(図15)．最後にNCC-RCC交連側は，native→グラフトの向きに唯一バックハンドで運針すると容易である(図16)．

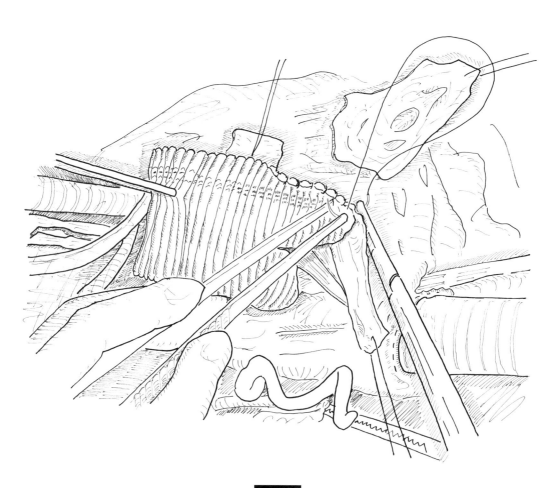

図14

3 自己弁温存基部置換術—a remodeling 法（Yacoub 法） 103

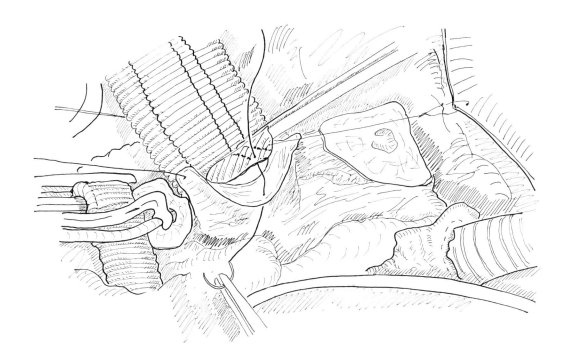

図15

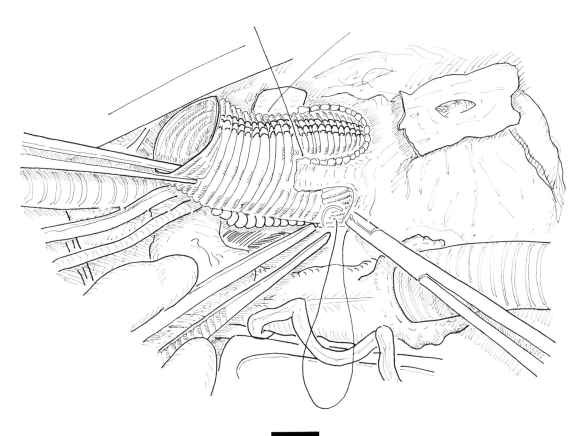

図16

5) 弁輪固定

external suture annuloplastyの詳細は，Ⅲ-1「大動脈弁形成術：三尖弁」の項（66ページ）を参照いただきたい．remodelingの際にはsuture lineのすぐ下を運針するように心掛ける（図17）．また，視野が非常によいので，LCS，RCSにそれぞれ2針ずつ掛けて，sutureがdistalに浮いてしまうのを防ぐとよいだろう．締めるサイズは，使用したグラフトのone size downが標準だが，GHが短い弁ではtwo size downも考慮する（図18）．external ring annuloplastyの際は，冠動脈がすでに外れているので，リングを離断する必要がなく，より正確なannuloplastyが可能である．

6) 弁尖の評価

各交連で結紮した糸を1本ずつ残しておき，均等に牽引する．eHを測定し，8～10 mmある弁尖をreferenceとする（図19）．Ⅲ-1「大動脈弁形成術：三尖弁」の項に記載したごとく，Arantius bodyの中間同士にpilot sutureを掛けて，余剰の弁尖を5-0もしくは6-0ポリプロピレン糸の単結節でplicationしてfree margin長を三尖とも同等にすることにより，eHを三尖とも8～10 mmに揃える（図20）．ここで三尖の中央から吸引管で左室内を吸引して陰圧にし，弁尖同士が十分な接合面を有することを確認する．

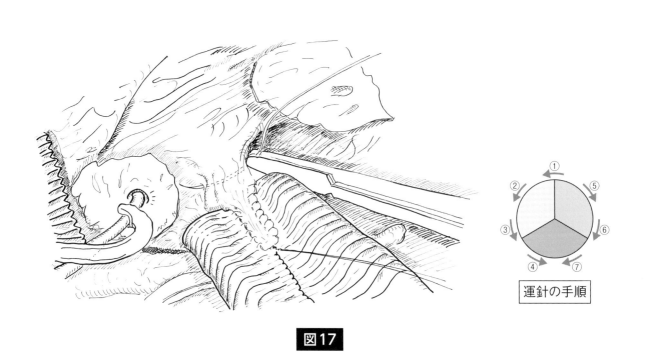

図17

3 自己弁温存基部置換術—a remodeling 法（Yacoub 法） 105

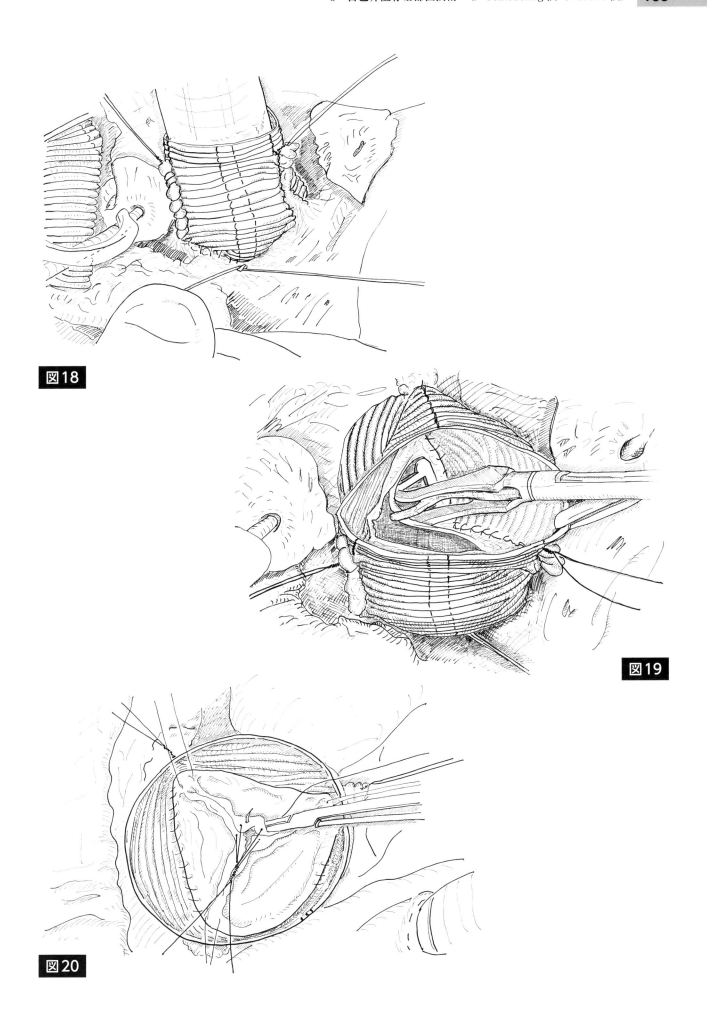

図18

図19

図20

MOVIE ▶ III-3-a-11

ここで左室ベントを止めて左室内を血液で満たした後，グラフトの遠位端に部分遮断鉗子を掛けて，心筋保護液を50〜60 mmHg程度の圧でグラフトに注入する．グラフトに十分な圧が掛かるのを確認し，経食道エコーで逆流の有無を確認する．さらにsuture lineからの出血を確認し，major bleedingがあればこの時点で追加針を掛けて確実に止血しておく．止血終了後にfibrin glueを散布して針穴からの出血を軽減する．

筆者らは，さらにこの時点で同様に硬性内視鏡をグラフトに挿入して弁尖同士の接合を確認するようにしている．グラフトに心筋保護カニューラを刺入し，麻酔科医側より加圧バッグでcrystalloid心筋保護液を50〜60 mmHgの圧で注入しながら観察している．もちろんcrystalloid心筋保護液でフラッシュした後に，心筋保護液注入回路から注入してもよい．

7) 冠動脈ならびに遠位大動脈の接合

MOVIE ▶ III-3-a-12

冠動脈はCarrel patchとして直接グラフトに吻合する．前述「大動脈基部の剝離」(94ページ) で述べた過程で剝離した冠動脈は近位側に十分な大動脈壁を有しているはずなので，それを利用してinclusion techniqueで5-0ポリプロピレン糸 (したがって17 mm針がベター) の連続縫合でグラフトに開けた側孔に吻合する (**図21**)．グラフトの側孔は大きすぎないように留意する．両側の吻合が終了したら，再びグラフトに心筋保護液を注入して止血を確認する．遠位大動脈との吻合は4-0ポリプロピレン糸の連続縫合で型のごとく行うが，グラフトが長すぎないように留意する．グラフトに刺入した心筋保護カニューラより空気抜きをしながら遮断解除する．

3 自己弁温存基部置換術—a remodeling法（Yacoub法）

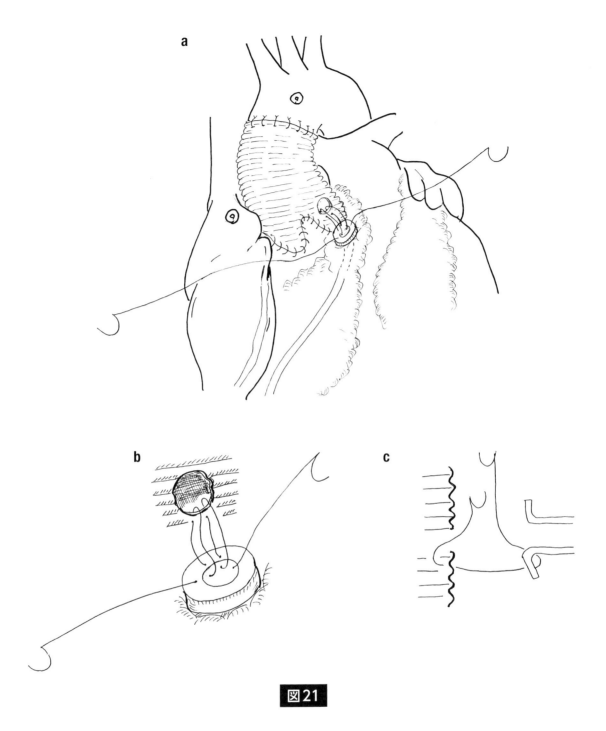

図21

b | reimplantation法（David法）

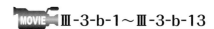

　大動脈弁輪拡張症（AAE）と一般的に呼称されている病態は，正確には大動脈弁輪，Valsalva洞を含む大動脈基部が拡大する疾患である．大動脈壁の異常であり，大動脈弁尖は直接的な影響を受けて，大動脈弁逆流を発症する．このような病態に対して，Davidが考案した術式はreimplantation法と呼称されている．提唱されてから20年以上経過して，術式に多少の修復，変遷があるが，手術の基本はまずventriculo-aortic junction（VAJ）を人工血管内に縫着し（first row），次に外科的弁輪を人工血管内に縫着する（second row）ことにより，大動脈弁輪が二重に強固に固定することである．remodeling法（Yacoub法）ではVAJの固定がないことが欠点となり，遠隔期にVAJの拡大による弁逆流再発が懸念された．この批判に対してSchäfersやLansacらはリングなどを用いてVAJを固定する方法を提唱している．一方，reimplantation法のオリジナル術式では，ストレートの人工血管を用いておりValsalva洞がないため，大動脈弁への過剰なストレスが欠点であった．これに対して擬似的なValsalva洞を有するValsalvaグラフトが開発された．David自身はストレートグラフトに手を加えて提灯型の形態になるよう工夫している．

1) 適応

　Davidの考えでは，弁尖の変化のない，大動脈基部拡大が本術式のよい適応であるとしている．特にMarfan症候群のような若年者では，Valsalva洞径が40 mm以上ある場合は，大動脈弁逆流が少ないうちに手術を行うようにすれば，弁尖の変化はまだ少なく，長期予後が非常によいことがわかっている．弁尖の変化がある場合の手術適応が問題となる．基部拡大を伴う場合の弁尖逸脱の評価は注意すべき点がある．術前に弁尖ごとにeH測定を行う．弁尖性状がよい場合，eHは10 mm以上ある．reimplantation法の施行後はeHが必ず低下して正常域になる．しかし，eHが8 mm以下の場合は，弁尖辺縁長がすでに伸びており，軽度の逸脱ありと考える必要がある．1弁尖のみの逸脱であれば，大動脈弁形成術の成績は比較的良好であり，基部置換は最強の弁輪縫縮である．しかし，すべての弁尖のeHが8 mm以下の場合は，弁尖変性が強いことを示唆しており，reimplantation法の適応とすべきではない．

2) 手術の実際：三尖弁の場合

i）体外循環の接続

　送血管の挿入位置は上行大動脈の置換範囲によって異なる．基部のみの拡大であれば，通常の手術と同様である．上行大動脈すべての置換が必要な場合は，弓部送血または鎖骨下動脈に人工血管を立てて送血路とする．脱血管は通常は右房1本脱血であるが，再手術や急性解離で逆行性冠灌流が必要と思われる場合は2本脱血とすることもある．

　上行大動脈を遮断し，上行大動脈に留置したルートカニューラから心筋保護液を注入する．大動脈弁逆流がある場合は，心停止がすぐに得られないので，途中で大動脈を切開し順行性冠灌流に切り替える．大動脈切開部位は通常の大動脈弁置換術よりは高めの位置にする（図1）．右冠動脈が高いところから起始している可能性があり，また交連部も基部拡大により頭側に偏位しており交連部に切り込みすぎないようにするためである．内部を観察して大動脈弁，冠動脈の位置を確かめながら，大動脈を完全に離断する．冠動脈口にカニューラを挿入して，冠灌流を再開する（図2）．

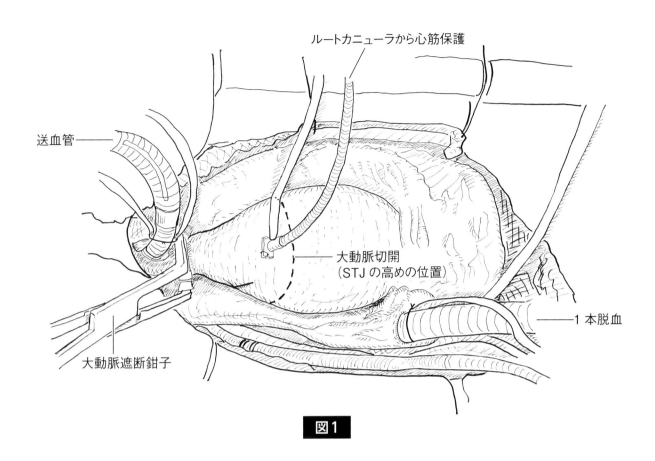

図1

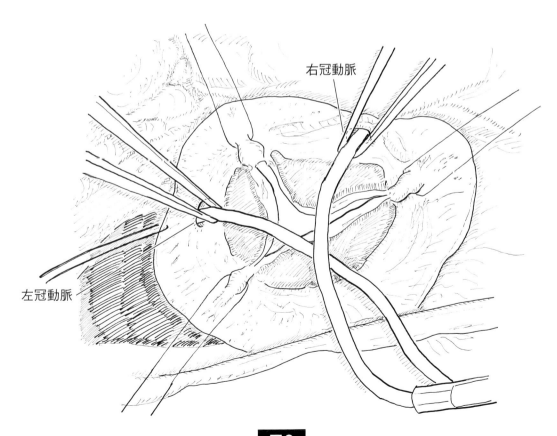

図2

ii）大動脈弁の評価

交連部には4-0モノフィラメント糸を掛けて基部を展開する．支持糸を120°方向に適切なテンションで掛けて，大動脈弁を評価する（図3）．弁逆流がほとんどない場合は，弁尖はほぼ正常であり，自己弁温存のよい適応である．弁逆流を認める場合は，弁尖にも何らかの変化がある．弁辺縁長が延長するのに伴って，交連部近くでfenestrationを認めることがある．また，逆流ジェットの刺激で中央辺縁部が二次的に肥厚することもある．弁尖の変性が進むと，弁腹部に辺縁と平行にridgeが形成され，fenestrationが破綻すると弁尖が相対的に逸脱する（図4）．弁尖にどのような変化があるかを把握することは大変重要である．Davidは弁尖の変化がある場合は，自己弁温存をすべきではないと主張している．しかし，基部が拡大している以上，弁尖にまったく変化がないということはなく，基部に合わせて弁尖のremodelingが起こっている．その変化には個人差があり，また弁尖ごとにも差異がある．

iii）弁尖の高さ，辺縁長の測定

次に各弁尖の高さ（GH）を測定する（図5）．AAEではGHは20 mm近くあることが多いが，Schäfersは自己弁温存するには少なくとも16 mm以上のGHが必要としている．理論的にもVAJが大きいほどより高い弁尖が必要である．弁尖辺縁の長さは参考程度であるが，どのくらい延長しているかをみるため，それぞれキャリパーなどを用いて計測しておく．ボール型サイザーを用いて弁輪径も測定しておく．さらに交連部の高さも人工血管への固定位置を決めるために参考になるので，測定しておく．

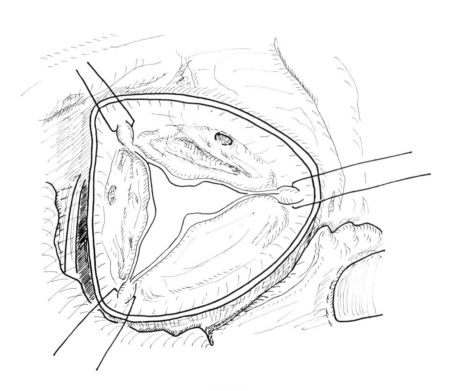

図3

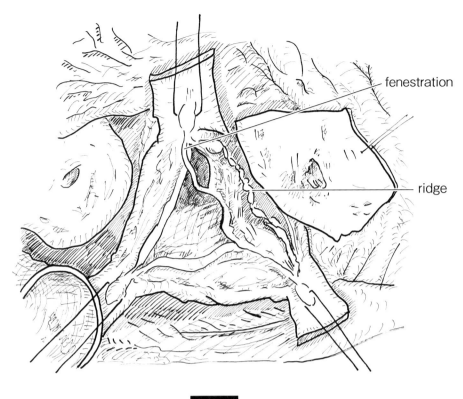

図4

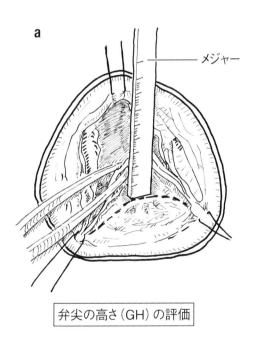

弁尖の高さ（GH）の評価

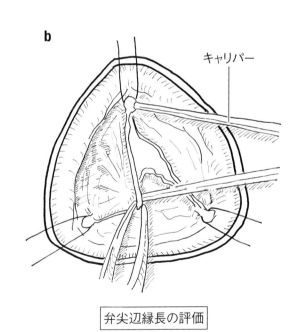

弁尖辺縁長の評価

図5

iv) 大動脈基部の展開

MOVIE ▶ Ⅲ-3-b-3

大動脈基部の剝離を開始する．無冠洞（NCS）側の剝離は左房との疎な結合組織を外すだけであり，出血もない（図6）．左冠洞（LCS）側の剝離は左冠動脈の走行をよく確認する．左冠動脈と右肺動脈，肺動脈幹の間の脂肪組織を切離する．主肺動脈と大動脈基部の間の剝離を行う．胎生期に共通幹となっていた名残りで左右交連部では靱帯を形成しているので，これは鋭的に切離する（図7）．LCSを弁輪から3～4 mm離して切離する（図8）．弁輪部近くには左冠動脈があり十分外から剝離できていないため，左冠動脈口中枢側は内側から切離する．

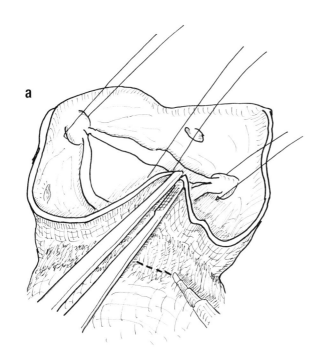

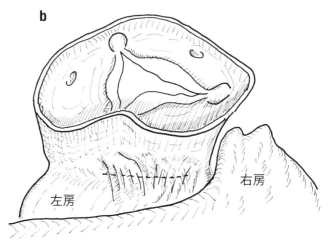

図6

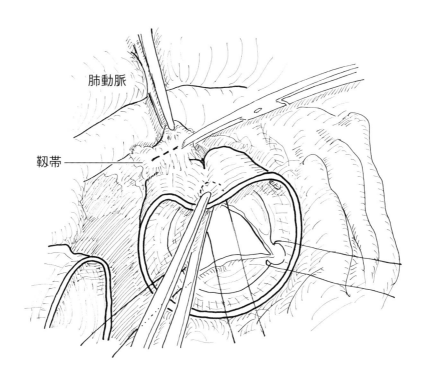

図7

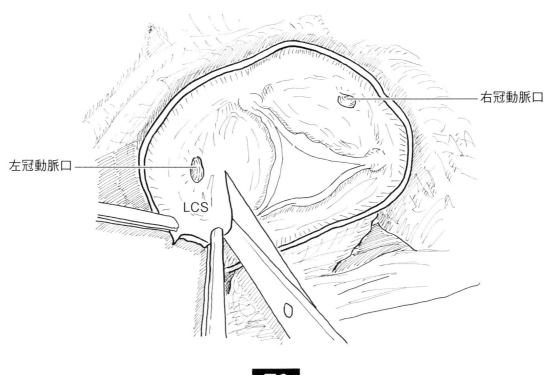

図8

LCS切離後に，右冠洞(RCS)基部の剝離を進めるが，この部位には栄養動静脈があるため，出血部位は確実に止血しておく(**図9**)．右冠動脈を損傷しないように注意して周囲脂肪組織を大動脈基部から外していく．右冠動脈そのものは脂肪から剝がす必要はない．弁輪近くのValsalva洞との剝離が難しいが，できるだけ弁輪部まで剝離する．RCSを弁輪から3～4 mm離して切離する(**図10**)．切離後，右冠動脈に隠れていた部分が明らかになるので，右室との剝離を進める．NCS側は膜様中隔があるため，それ以上は剝離できなくなる(**図11**)．無理に切り込むと右室と交通する．最後にNCSを切除する(**図12**：この手技は最初の段階で行ってもよい)．

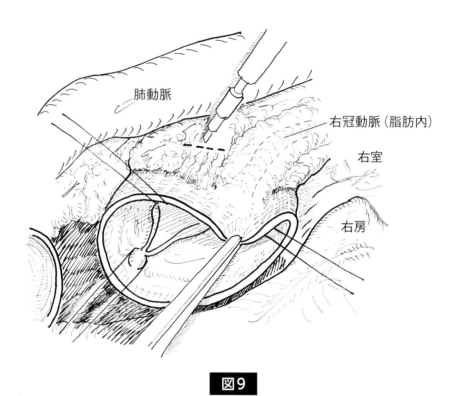

図9

3 自己弁温存基部置換術— b reimplantation法（David法） 115

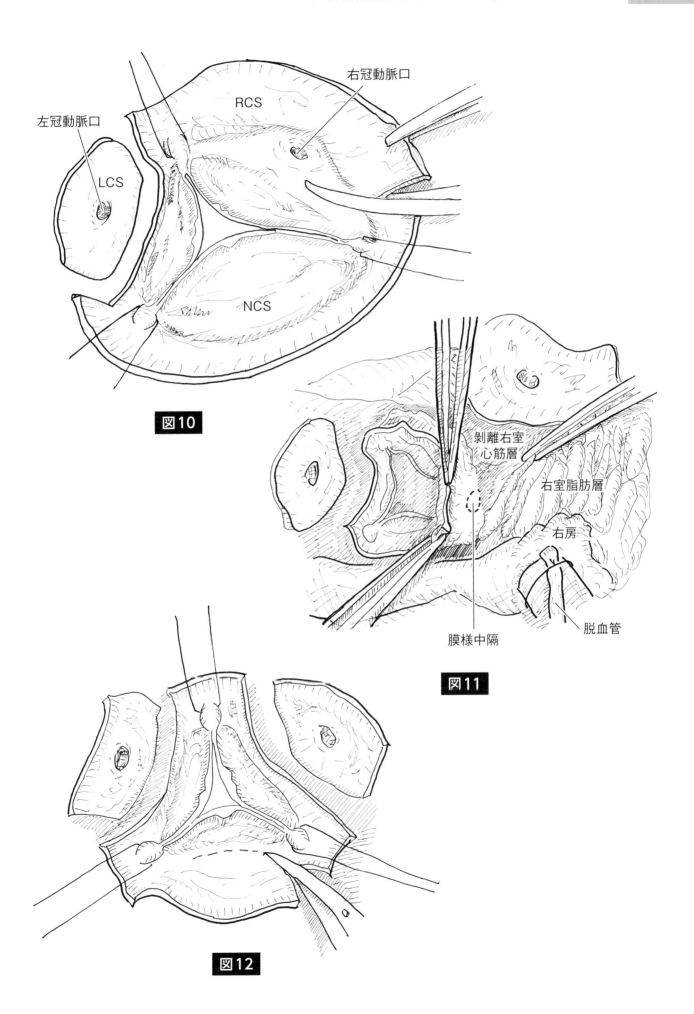

図10

図11

図12

ⅴ) 大動脈弁の形態の確認

剝離，切離が完了すると大動脈弁は弁輪と弁尖のみになる．この段階で交連部に掛けている3本の糸を引っ張り，大動脈弁の形態をシミュレーションする（図13）．STJの変化が弁尖にどのような影響を与えるか，交連部を引っ張る方向や力によって弁尖の形態がどのように変化するかを直接観察することができる．手技に慣れてくればこの過程は省略可能となる．心筋保護液を追加する場合は，シリコン製のカニューラをそれぞれの冠動脈口に挿入して，軽めのブルドッグで挟んだり，糸で固定しておくと，以後の手術操作を中断することなく進めることができる．

ⅵ) first rowの糸掛け

MOVIE ▶ Ⅲ-3-b-4

first rowの糸掛けを開始する．小さな1.5 mm×5 mmプレジェットを付けた2-0ポリエステル糸（V4）を用いる．各弁尖のnadirを通る平面（basal plane）の2 mm左室側が縫合面となる（図14）．交連部では，弁尖間線維三角（interleaflet triangle）の底面より数 mm左室側に針入する．NCSとLCS間の交連部から順次時計回りに糸を掛ける．糸の本数は術者によって異なるが，basal planeを歪めると出血リスクとなるので，9〜12本くらいが適切であろう．僧帽弁輪のところは僧帽弁を動かしてみて弁輪を確認し，弁尖には掛らないよう注意が必要である（図15）．また，針を刺入するときは大動脈弁をしっかり引っ張って針の先が弁尖に引っ掛からないように気をつける（図16）．LCSからRCSにかけては心室壁をできるだけ直線的に針を貫通させるよう大きめの弱彎針を用いる．また，結紮するときに糸が心筋をカッティングしないよう，1.5 mm×5 mmプレジェット（スパゲッティ）はあったほうがよい．

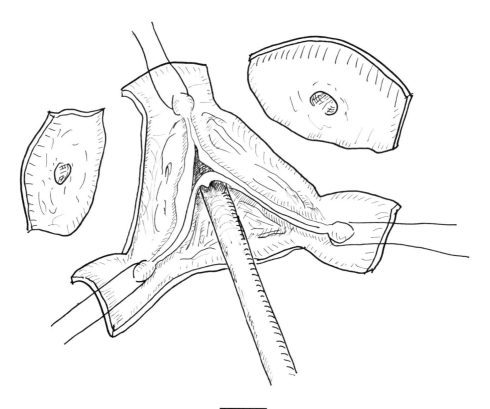

図13

3 自己弁温存基部置換術―b　reimplantation法（David法）

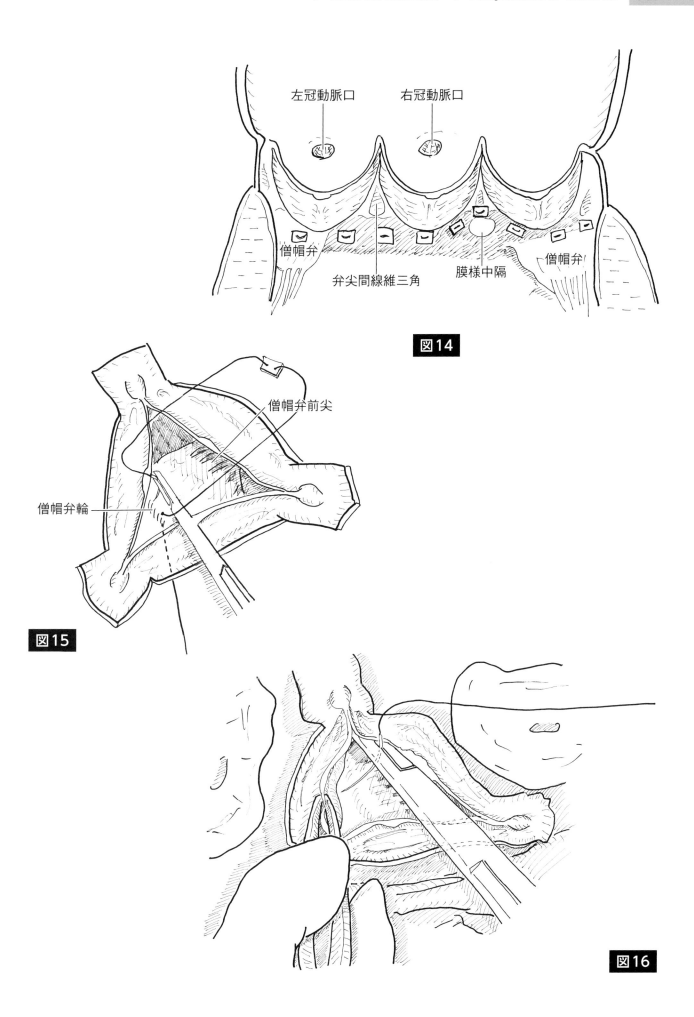

図14
左冠動脈口　右冠動脈口
僧帽弁
弁尖間線維三角　膜様中隔
僧帽弁

図15
僧帽弁前尖
僧帽弁輪

図16

LCS-RCS間交連部は，心臓の外側，肺動脈をしっかり剥離しておけば，basal planeに掛けることができる（**図17**）．RCSの部分は図のように，針を心室中隔の天井を沿わすように走行させ，右室剥離面に針を出す（**図18**）．針を刺入するときは大動脈弁をしっかり引っ張って，Valsalva洞内に出ないよう注意して針を進める（**図19**）．

針を出すときは助手に右室をしっかり牽引させる．右室の剥離が不十分だと，針先が右室心筋から顔を出すことになる（**図20**）．RCS-NCS間交連部には膜様中隔がある．中隔の大きさは個人差がある．膜様部に針を掛けると心室中隔穿孔のリスクがあるため，この部分のみはbasal planeから外して外科的弁輪の近くに糸を掛ける（**図14, 21**）．

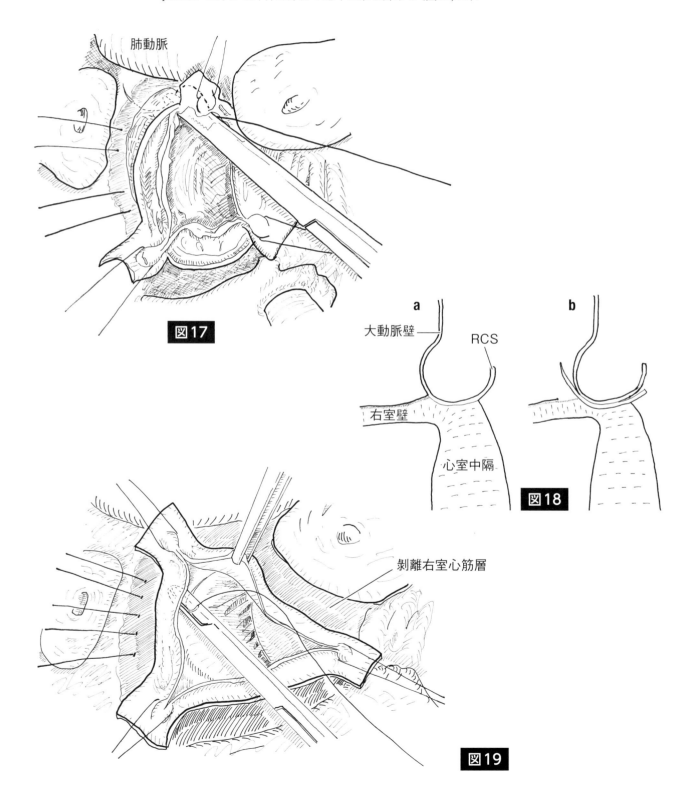

3 自己弁温存基部置換術― b reimplantation 法（David 法）

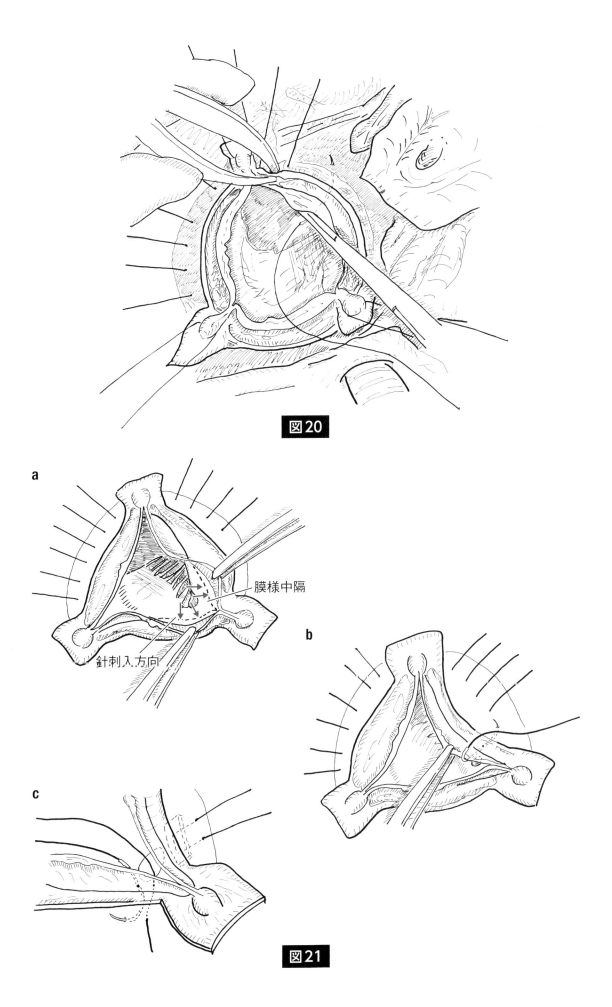

図20

a
膜様中隔
針刺入方向

b

c

図21

vii） 人工血管のサイズ

人工血管のサイズ選択についてはいろいろな方法が提唱されている．術中に測定した弁輪径，交連部の高さ，GHを基準にする方法などさまざまである．reimplantationを行う大動脈弁については，基部の拡大に応じた弁尖のリモデリングが生じているので，それほど厳密に決める必要はないが，GHが小さい場合は注意する必要がある．Schäfersは，GHが17 mm未満の場合は，適応から外すとしている［GHの計測については，Ⅲ-1「大動脈弁形成術：三尖弁」の図29（78ページ），Ⅲ-3-a「remodeling法（Yacoub法）の図4（97ページ）も参照］．

筆者の考えているサイズ選択について詳述する．大動脈弁が3尖とも同じ形態で図のように中心で接合すると仮定すると，弁輪径（An），eH，GH，接合長（CL）の間に，$(An/2)^2 + (eH-CL)^2 = (GH-CL)^2$の式が成り立つ（**図22a**）．eH＝8と仮定して，AnとGHを代入すると，CLが得られる．弁輪径とGHと接合長（CL）の関係を表したのが**図22b**である．CL＝0のゾーンにある場合は，接合がまったく得られない．0＜CL＜4では接合が浅い．4＜CL＜8では接合が深く，8＜CLでは弁尖が余剰になる可能性がある．弁尖一つ一つのサイズは多少異なるので，平均GHを用いて術前に弁輪と弁の関係をみておく．GHの評価はCTで可能である．GH 17 mmでは弁輪径が24 mmあれば接合長は4 mm得られることがわかる．

GH別の目標弁輪径範囲を**表1**にしてある．術前の弁輪径が目標弁輪径範囲にあれば，弁輪の縫縮は不要であり，人工血管サイズ選択については過縫縮にならないよう術中計測弁輪の3～4 mm大きいサイズの人工血管を用いればよい．術前弁輪径が目標弁輪径より大きい場合は，確実な弁輪縫縮が必要である．右冠尖部分では心室中隔の厚み分，実際の弁輪より人工血管内径は大きくなる．経験的には内径の差は2 mm程度であるので，目標弁輪より2 mm大きい人工血管を選択する．GHが17 mm未満の場合は，16 mmの場合は目標弁輪を20 mmに対して，22 mm人工血管が必要であるが，Valsalvaグラフト24 mmを用いる場合はinterleaflet triangle相当の部分の人工血管の縫縮を行う．

基部拡大が強くない場合（40～45 mm），交連部の高さが20 mm前後となり，Valsalvaグラフトを使用する場合は交連部の固定位置が人工血管のValsalva洞の部分になる．筆者はこのために小さめの人工血管を選択する必要はないと考えている．その理由としては，交連部固定がややValsalva洞内にずれても，STJ径は術前より必ず小さくなるからである．逆にSTJが相対的に小さくなりすぎると，eHがより低くなり，かえって接合が浅くなる可能性もある．

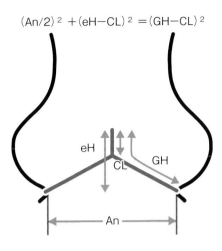

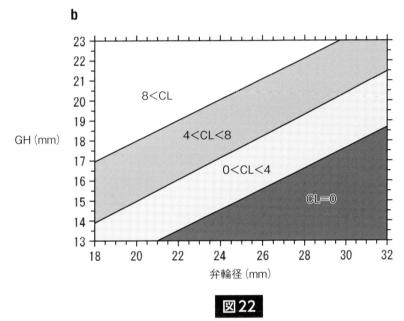

図22

GH (mm)	目標弁輪径範囲 (mm)
20	24〜30
19	22〜28
18	20〜26
17	18〜24
16	16〜22
15	14〜20

表1

viii) Valsalvaグラフトの縫着

Valsalvaグラフトを選択したら，人工血管のValsalvaの基部は数mm残して切断し，末梢部分は2〜3cm残して切断する．first rowの糸を順次，人工血管に通していく．basal planeに掛かっている糸は人工血管基部に掛けてよいが，RCS-NCS間交連部の下の糸はbasal planeから離れている長さを考慮して，人工血管のValsalva部分に通す（図23）．人工血管を下ろして糸を結紮するときは，強く締めすぎないようにする（図24）．特に心筋に掛けている糸はプレジェットがあってもカッティングするリスクがあるので，少し緩めでよい．

弁輪が固定された段階で，再度シミュレーションを行い，交連部の固定をどの高さにすればよいかを決定する．原則は計測した交連部の高さと同じ位置に固定すればよいが，術前評価でeHが低い場合は，弁辺縁の長さが伸びているためやや高めにする必要がある．また交連間距離については，3つの弁尖が同じサイズの場合は人工血管を3つに均等分割（120°）して固定すればよいが，左冠尖（LCC）は小さく，右冠尖（RCC）は大きいことが多く，その分を多少勘案して固定場所を決めるようにする．交連部の位置を微調整して適切な位置に固定することが非常に重要であり，これはremodeling法ではできないreimplantation法の利点である．人工血管が縦方向に伸縮するストレートグラフトを使用する場合は，交連部の固定位置の決定がValsalvaグラフトより難しい．Valsalvaグラフトは縦方向に伸びないため，術前に計測したbasal ringから交連部までの距離とほぼ同じ高さにすれば，縫着位置に迷うことは少なくなる．交連部の固定はプレジェット付き4-0糸を用いている（図25）．以前は交連部の位置決定に自信がなく，結紮せず変更できるようにしていたが，basal ringから交連部までの距離の計測をもとに交連部の高さを決定するようになってからは，この時点で結紮してもよいと考えている．

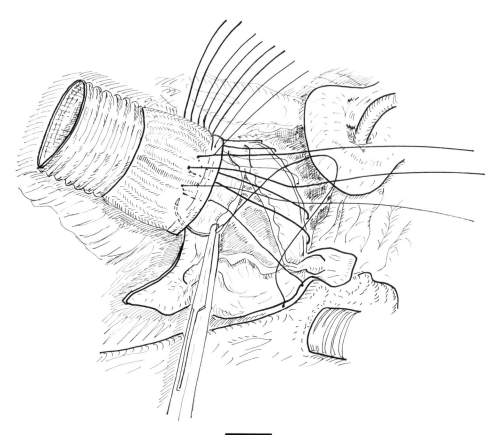

図23

3 自己弁温存基部置換術—b reimplantation法（David法）

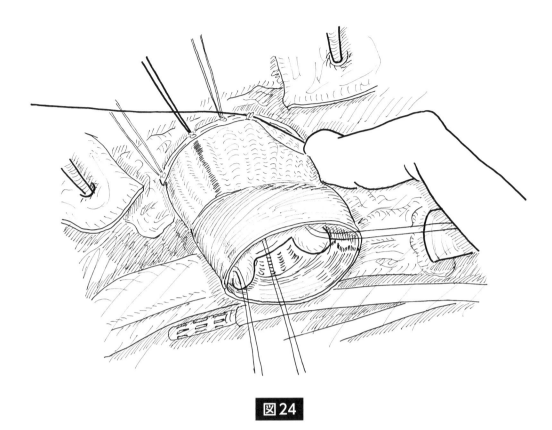

図24

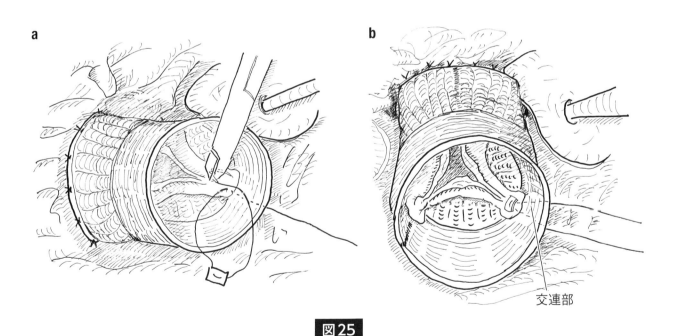

交連部

図25

ix) second rowの糸掛け

second rowの縫合を開始する．縫合糸は4-0モノフィラメント糸（RB1）を用いる．nadirの部分から開始し，人工血管内からnative→人工血管を通して外に出す（**図26**）．次に，外から人工血管のみを通して人工血管内に針を出し（**図27**），再びnative→人工血管の順番で外に出す．その繰り返しで，交連部まで縫い上がる（**図28, 29**）．Valsalva洞組織がしっかりしている場合は，必ずしも弁輪に掛ける必要はないが，脆弱な場合は必ずやや黄色みがかった弁輪そのものに糸を掛ける．弁輪に掛けすぎて弁尖を変形させないよう注意する．Valsalvaグラフトはinterleaflet triangleがないので，この部分ではnativeと人工血管が密着せず縫合しにくいため，面倒でも内→外，外→内と2段階での縫合が必要であるが，交連部近くは内側から1アクションで縫合してもよい．基部の拡大が大きくnativeが余り気味の場合は，縫合間隔をやや細かくして，皺の部分と人工血管の適合を増やすようにする．

second rowで交連部まで縫い上がってきた糸を結紮して縫合を完了する．結紮した糸は，この時点では切らないで残しておく．

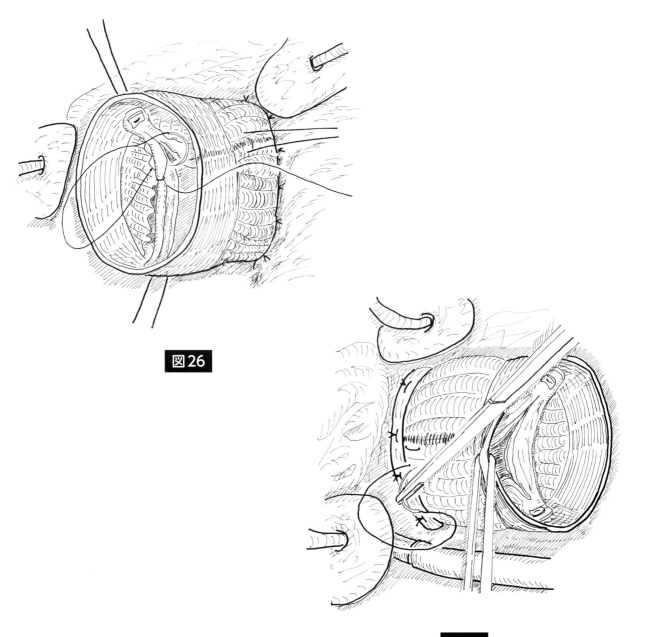

図26

図27

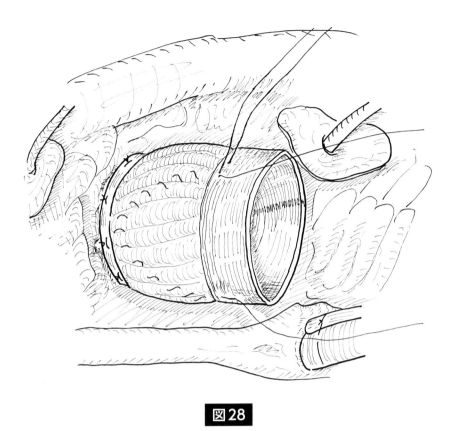

図28

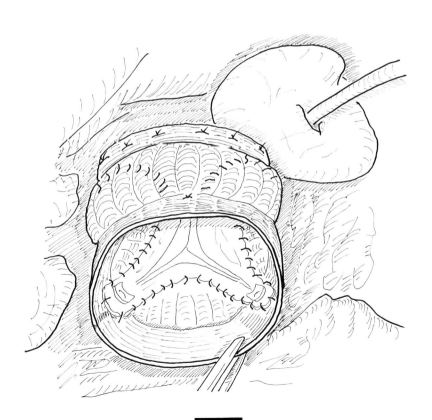

図29

x）弁尖接合状態の確認

3箇所の交連部の糸を引っ張りながら，弁尖の接合状態を観察する．Schäfersのキャリパーを用いてeHが8mm以上あることを確認する（**図30**）．吸引管や摂子を使って，弁腹を左室に押し込みながら，弁尖辺縁中央の高さが合っているかを確認する．左室側にずれている場合は，central plicationを加えて調整する．5-0あるいは6-0モノフィラメント糸を用いて，Arantius body近くの弁尖辺縁の少し厚くなっている部分に単結節縫合をおく（**図31**）．余剰部分は内側に折りたたまれるよう，大動脈側→左室側，左室側→大動脈側の順番で糸を掛ける．1針で3mm程度縫縮するようにして，高さが揃うまで追加縫合を加える．2つの弁尖のeHが低い場合は交連部のテンションが弱いか，該当する交連部の縫着位置が低い可能性がある．三尖ともeHが低い場合は，Bentall手術への移行を検討する必要がある．

3 自己弁温存基部置換術—b reimplantation 法(David 法)

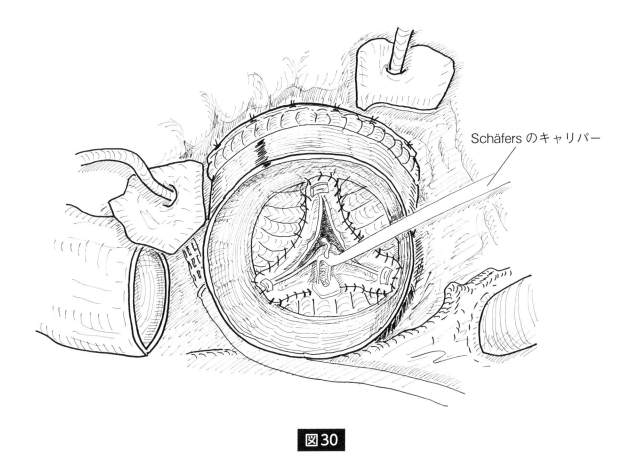

Schäfers のキャリパー

図30

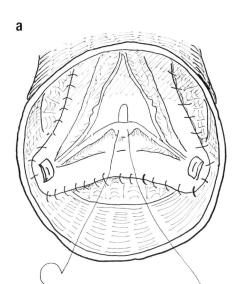
a

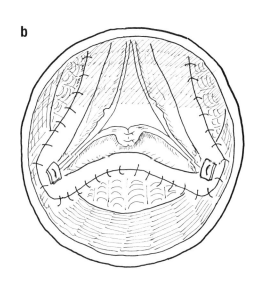
b

図31

xi) 冠動脈ボタンの縫着

冠動脈ボタンの縫着に移る．人工血管のボタン孔は焼灼器を用いて冠動脈口より少し大きい程度の孔を作成する．ボタン孔の位置はもともとあった冠動脈の位置を参考にしてほぼ同じ高さでよい．Valsalva洞動脈瘤では，右冠動脈が時に大きく偏位しており，低すぎると冠動脈がキンクする危険があるので，やや高め左側に付けるようにする．自己Valsalva余剰組織はこの時点では切除しない．冠動脈近くのValsalvaが非常に薄い場合はフェルトや自己心膜ストリップでの補強を考慮するが，通常は不要である．5-0モノフィラメント糸の連続縫合で吻合する．筆者のやり方はnativeに2回掛けるやり方である．そのため自己組織はあまり切除しない（**図32, 33**）．

縫合は冠動脈口ぎりぎりまで針を通してよいが，冠動脈内には絶対に掛けてはならない．下1/3をパラシュート法で掛けてから下ろすが，この時点で糸を強く締め込む必要はない．残りの2/3の縫合を完成させる．上半分は2回掛けしない場合もある（**図34, 35**）．余剰組織はこの時点では切除する．

最後に糸のたるみを人工血管内側から，極細の神経鈎を用いて解除して結紮する．

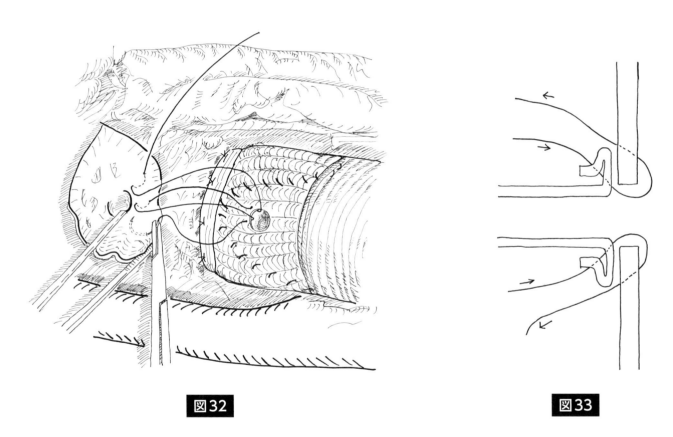

図32　　　　　　　　　　　　　　　　　　**図33**

3 自己弁温存基部置換術― b reimplantation 法（David 法） 129

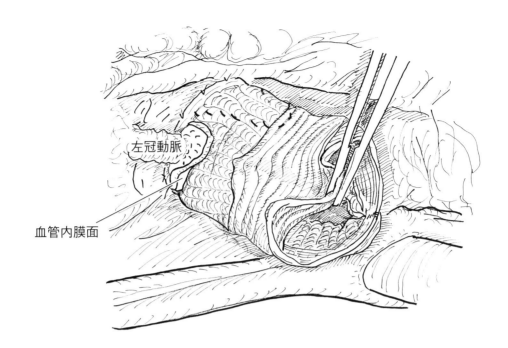

図34

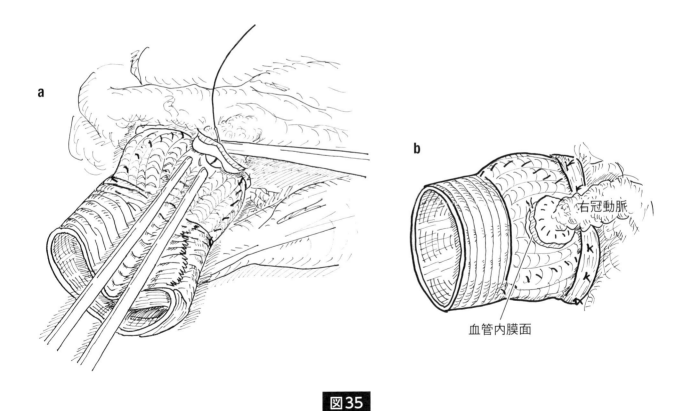

図35

xii) 大動脈弁閉鎖不全の確認

冠動脈吻合が終了したら人工血管内に心筋保護液を注入して，人工血管の張り具合を確認する．人工血管がしっかり膨らみ，左室が張ってこなければ，少なくともmild以下の大動脈弁閉鎖不全（AR）であることが確信できる．人工血管が張らない場合はmoderate以上のARがある可能性があり，弁尖の接合を再度チェックする．また，このテストで同時に止血を確認する．冠動脈ボタンの出血はこの時点で必ず止血しておく．中枢吻合部からの出血は問題であるが，おおよその出血部位が確認できればfirst rowの追加を行う．

xiii) 末梢吻合

MOVIE ▶ Ⅲ-3-b-10　次に末梢吻合に移る．AAEでは多くの場合，上行大動脈が長軸方向にも多少伸びているので，人工血管追加なしにそのまま末梢吻合が可能な場合が少なくない．大動脈径が30 mm以下であれば，単純な連続縫合（4-0モノフィラメント糸）としている（**図36**）．35 mm以上ではフェルトストリップで縫合補強しながら連続縫合を行う．末梢径が40 mm以上ある場合は，open distal法で上行大動脈を完全に置換する必要がある．その場合は追加の人工血管を用いてturn-up法で末梢吻合を先に行い，人工血管同士の吻合を行って完成する（**図37**）．

xiv) 術後：弁尖接合の確認

大動脈遮断解除後は，すぐに経食道エコーにて大動脈弁を観察する．中等度以上の逆流がある場合，軽度以下でも偏在性の逆流がある場合は，弁尖の接合不良が疑われる．どの弁尖に問題があるかどうかを同定する．逆流がなくてもeHを必ず測定し，8 mm以上保たれていることを確認する．可能であれば術中に三次元エコーを使用すると，多断面再構成（MPR）像で弁尖ごとの評価が可能である．問題がある場合は，すぐに大動脈（人工血管）を遮断し，eHの低い弁尖にcentral plicationを追加する．

3 自己弁温存基部置換術—b reimplantation法（David法）

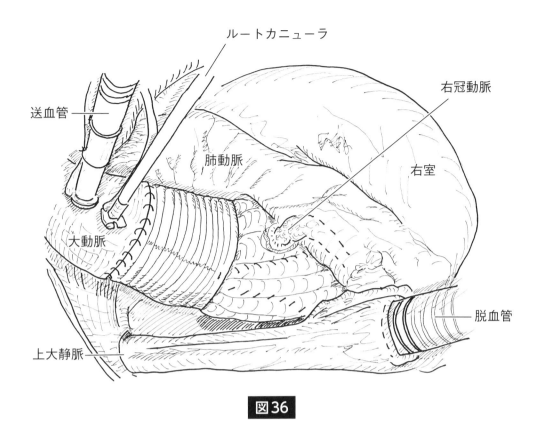

図36

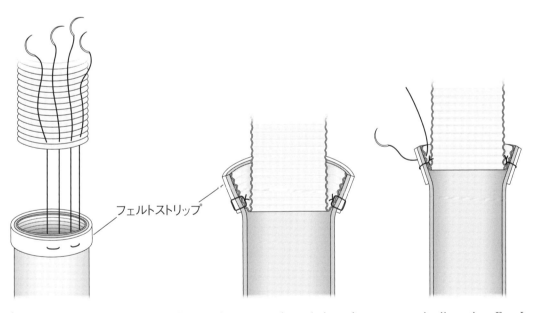

(Tamura N, Komiya T et al : 'Turn-up' anastomotic technique for acute aortic dissection. Eur J Cardiothorac Surg **31** : 548-549, 2007)

図37

3) 手術の実際：二尖弁の場合

　右冠動脈が高い位置から起始することがあるので，大動脈切開線は高めの位置にする．大動脈弁の評価が重要である．交連部が真対極（180°）にあり，弁尖が同じサイズになっているのが理想的な形態（type 0；弁尖分類の詳細は80〜81ページ，図1，2参照）である．多くの場合は二尖と三尖の中間形態であり，二尖が癒合してその間の交連部が痕跡的（raphe）になる．典型的なRCC，LCC癒合型の場合は，RCC側に最もストレスが掛かり，大きく逸脱していることが多い．この場合は交連部が140〜160°のことが多いが，三尖構造に近くなると交連部が120°に近づき，二尖弁での修復は困難になる．一尖弁は三尖すべてが癒合した形態であり，正常な交連部は1つしかなく，rapheが2つある．このような形態の異常は弁尖に過剰なストレスを掛けるため，弁構造の石灰化を認めることがある．局所の石灰化にとどまっていれば形成は可能だが，石灰化が広範であれば自己弁温存は断念する必要がある．

ⅰ）rapheの処理

　形成に先立ってrapheを処理する．rapheには，時々索状物が残存して正常交連部のように見えることもある（**図38**）．索状物は切除し（**図39**），rapheから弁尖辺縁に向かう肥厚部分も切除する（**図40**）．さらにrapheを大動脈壁から切開して（**図41**），癒合尖の可動性を十分に高めるようにする．

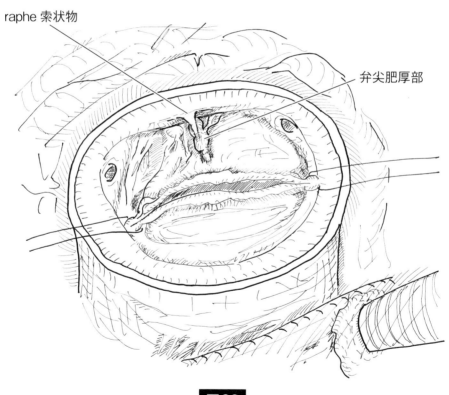

図38

3 自己弁温存基部置換術— b　reimplantation 法（David 法）

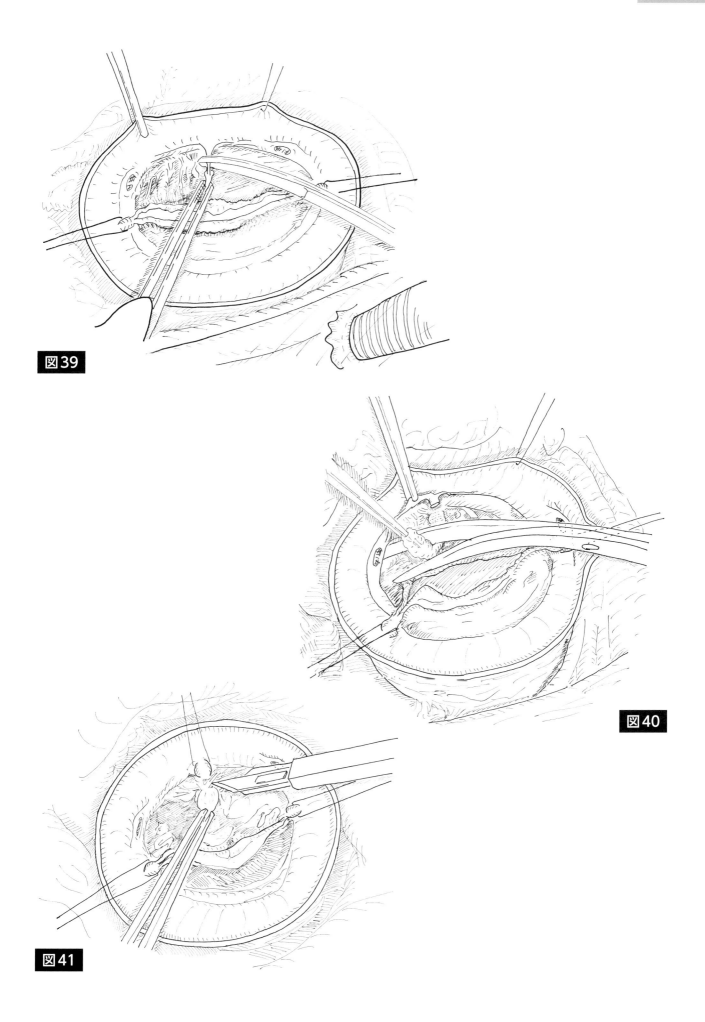

図39

図40

図41

ii）大動脈弁の評価と形成

　逸脱した弁の形成は，人工血管を縫着した後では行いにくくなるので先に行う．大動脈基部周囲を剥離し，Valsalva洞を切除する（**図42**）．次いで弁の評価および形成を行う．癒合尖の辺縁の縫縮では，まず非癒合尖辺縁の中心点をマーキングしておく．次に両方の弁尖を把持して交連部を引っ張り，非癒合尖のマーキングと等距離にある癒合尖辺縁にマーキングを行う（**図43**）．そして，反対側の交連部を引っ張って同様にマーキングをする（**図44**）．新たな2つのマーキング間の距離が縫縮すべき長さとなる．マーキングの箇所に単結節で5-0 Proleneを掛けて，弁尖辺縁の長さが同じになることを確認する（**図45**）．余剰弁尖の縮縮は単結節あるいはマットレス縫合で行う．弁尖形成手技は，人工血管内に縫着した後では行いにくくなるので，この段階である程度完成させておき，人工血管縫着後に最終調整を行う．

MOVIE ▶ Ⅲ-3-b-11

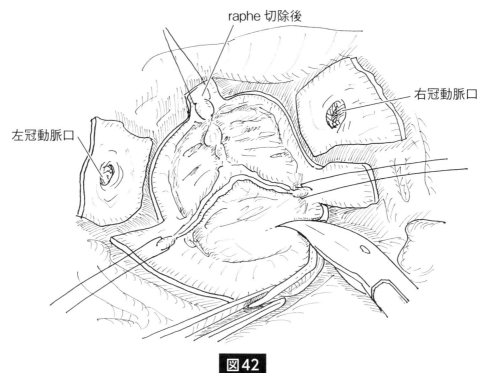

図42

3 自己弁温存基部置換術— b reimplantation 法 (David 法)

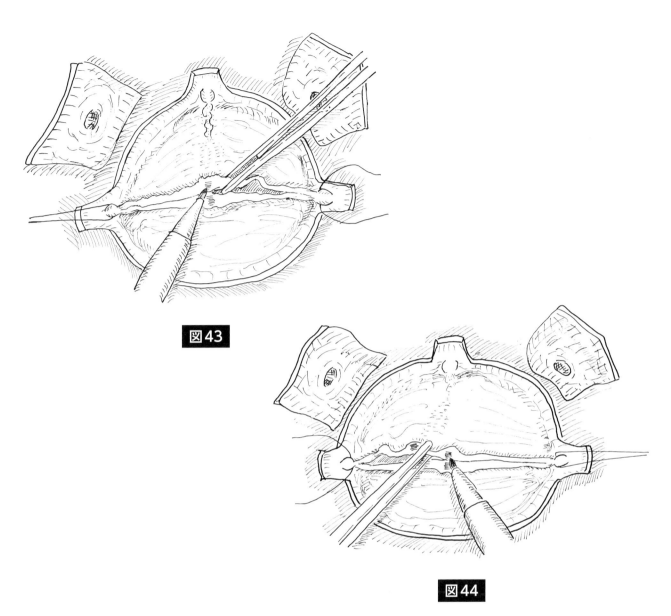

図43

図44

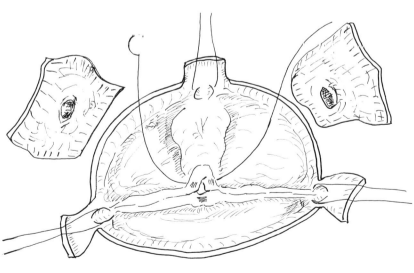

図45

iii) first rowの糸掛け

first rowの掛け方は若干三尖とは異なる．交連部の位置がケースによって異なるので，交連間の糸の本数も異なってくる．筆者は等間隔で掛けるようにしている．pure typeが理想的な二尖弁形態ということで，交連部を180°にする目的で，first rowも180°の位置にするという意見もあるが，first rowは心臓構造なので，無理やり矯正すると出血のリスクが高まる懸念がある（図46）．同様に交連部の縫着を180°にすることの是非も指摘されているが，非癒合尖辺縁の長さが不足すると可動制限となって狭窄となるリスクがあることに注意する必要がある．交連部の固定もfirst rowと同様の位置になるように，180°近くのところに2ヵ所固定する（図47）．

iv) rapheの糸掛け

rapheのところは，first rowをbasal planeに掛けるようにする．second rowの縫着については，そのままでは癒合尖が浅くなってしまうので，左室側に縫着部位を移動させるようにして新しくnadirを作成する（図48）．

v) 弁尖の評価

弁輪の縫着が終わったら，弁尖の最終チェックを行う．非癒合弁尖のeHを測定し，8 mm以下の場合はcentral plicationを追加する．非癒合弁尖の辺縁長が短くなるのでそれに合わせて癒合尖側の縫縮も追加する．交連部にテンションを掛けて弁尖辺縁の高さが合っていることを目視でも確認し，不足していると判断したら縫縮を追加する．非癒合弁尖の縫縮長が大きい場合は，弁腹部の余剰が大きくなる．弁尖組織が薄くない場合は三角切除できるかもしれないが，弁腹部分の弁尖は薄いことが多く，縫合不全をきたしやすい．そこで余剰部分は切除せずマットレス縫合で縫縮するほうがよい（図49）．

vi) 冠動脈ボタンの縫着

冠動脈ボタンの縫合は三尖と同様の方法であるが，右冠動脈の縫着位置がやや高くなったり，左冠動脈が交連部近くに来ることがあることに注意する．

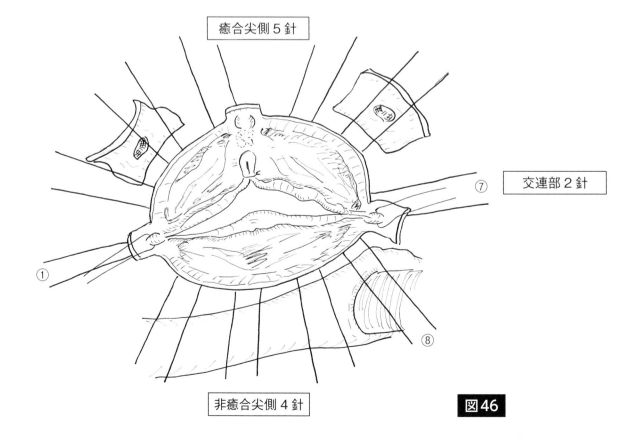

図46

3 自己弁温存基部置換術― b reimplantation 法（David 法）　137

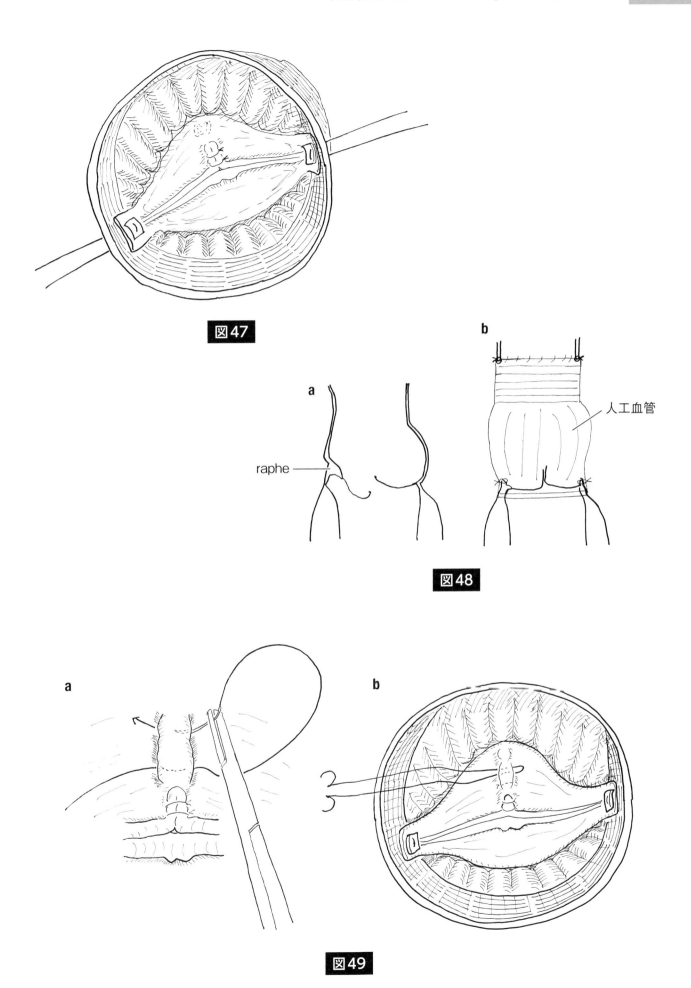

図47

図48
a raphe
b 人工血管

図49

4) 急性解離に対するreimplantation法（David法）

　急性解離を伴う大動脈基部拡大に対して自己弁温存基部置換術は有用であるが，臓器虚血を伴っていたり，弓部大動脈の置換が必要な場合の緊急手術として行うことは難しいかもしれない．しかし，Marfan症候群のような若年者で臓器虚血がない場合はよい適応である．弁尖の変化が少ないことが多いので，基部の手術がきちんとできていれば，人工弁より良好な長期予後が期待できるためである．図のようにValsalva洞内に大きな亀裂を生じた場合には（図50），Valsalva洞の人工血管置換術が必要となる．partial remodelingで罹患したValsalva洞のみ置換することも可能であるが，解離していないValsalva洞が健全な組織でない可能性があり，若年者であればすべてのValsalva洞を置換するのが確実である．

MOVIE ▶ Ⅲ-3-b-13

　手術は解離している大動脈壁を切除するので，通常の手術と大きくは変わらない（図51）．交連部や冠動脈口は解離していることがあるので，プレジェット付きで内膜側と外膜側を合わせて人工血管に固定する（図52）．生体適合性の接着剤を使用するかどうかであるが，接着剤の組織毒性により遠隔期に交連部が破綻するリスクがある．解離が弁輪近くまで及んでいる場合には，second rowの縫着には必ず弁輪のしっかりした組織に針を通すことが重要である（図53）．交連部解離の場合も，弁輪をしっかり固定して外膜と合わせていく．さらにinterleaflet triangleの部分も剝がれているので，プレジェット付きのマットレス縫合数針で外膜と固定して補強しておく（図54）．冠動脈口は，小さなプレジェットを用いてマットレス縫合数針で補強することもあるが，冠動脈口ぎりぎりまで解離していない場合は，通常通り連続縫合を行う．組織毒性があるため，reimplantation法の場合は接着剤は使用しないようにしている．

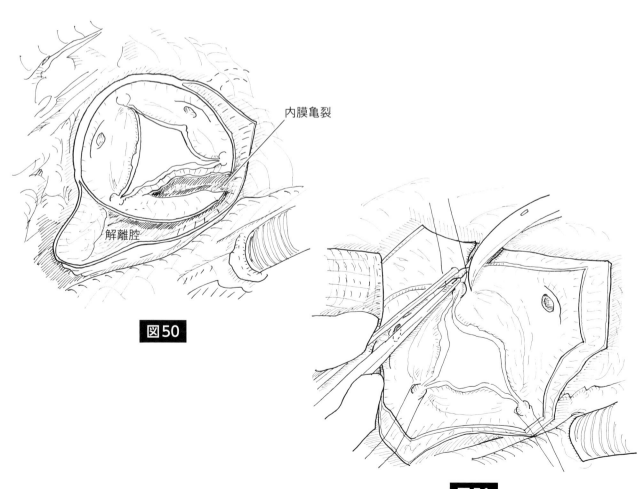

図50

図51

3 自己弁温存基部置換術—b reimplantation法（David法）

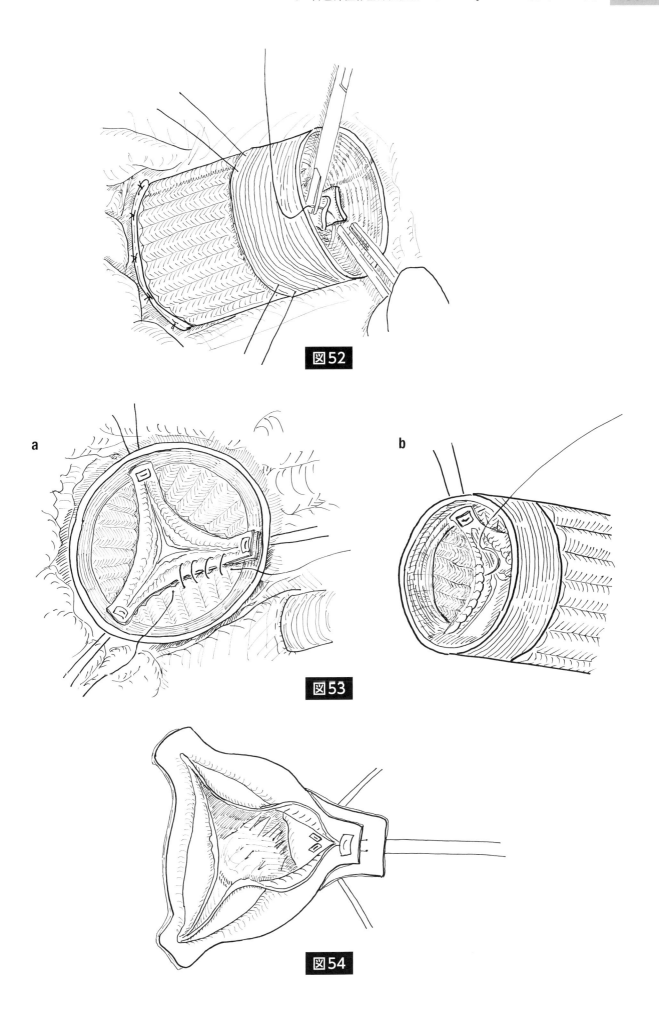

図52

a

b

図53

図54

付　録

　手術に用いる縫合糸，手術器具は，手術をスムーズに行い，止血をするためには重要な要素である．

　これまで著者らはいくつもの針糸や器具を使用し，わが国のものでは使いやすい形に改良して作製してもらっている．

　心臓血管外科手術が始まった当時は血管縫合用の両端針がなく，針と糸の段差のないものもまだなかったと言われ，出血の苦労が相当あったと聞いている．現在では高齢者の手術や，手術の難易度が高まったにもかかわらず，きわめて安全に出血のトラブルも少なく施行できるようになった背景には糸針の改良が大きいと考えている．針の大きさ，長さや形状はもとより，糸の長さ，強度により手術のしやすさや縫合のスピードがまったく変わったことにいつも気付かされている．たとえば糸の長さが60 cmの両端針と45 cmの両端針で血管吻合を行うと，45 cmでのほうが吻合時間がかなり速くなるのである．

　手術器具も改良されながら新しい物品が登場し，手術がよりスピーディーに行えるようになってきた．

　弁形成手術において著者らが現在用いている糸針，手術器具，リングや人工血管などを参考にしていただければと思い表にまとめた．

　なお，この表は『磯村心臓血管外科手術書』(磯村　正著，南江堂，2015年) より改変のうえ，転載している．

表1　弁形成術に用いる手術器具

手術手技など	使用する器具，糸の種類など	数	使用する糸針，器具の詳細など	会社名
開胸				
切開	メス No.10 円刃	1	フェザー替刃メス サージカルブレイド	フェザー安全剃刀株式会社
	メス No.11 尖刃	1		
胸骨骨膜の止血	電気メス	1	CUT80/CAG80 スプレー ペンシル型・ブレードタイプ	スター・プロダクト株式会社
心膜吊り上げ	2-0ブレードシルク白黒	1	25 mm 丸針1/2 90 cm 4本入り	松田医科工業株式会社
エコーカバーゼリー	シプコ プローブカバー	1	14×91.5 cm バイオプシーニードルガイドセット	CMI
ストライカー	Stryker System 7	1	システム7骨鋸ハンドピース	日本ストライカー株式会社
ストライカーの刃	胸骨用鋸刃	1	長32.0 mm×厚さ0.78 mm×幅6.3 mm	日本ストライカー株式会社
再開胸用ストライカー	SAB02骨鋸ハンドピース	1		日本ストライカー株式会社
再開胸用の刃	コアオシレーティング/サジタル鋸刃	1	幅30.0 mm×厚さ0.38 mm×深30.0 mm	日本ストライカー株式会社
プレジェット	プレジェット(小)	1	プレジェット PF 5×8 mm 10個入り	松田医科工業株式会社
手術用クランプ被覆・保護材	遮断鉗子カバー(大)	1	インサート86 mm	コスモテック株式会社
	遮断鉗子カバー(小)	1	インサート61 mm	
水掛け用	テルモカテーテルチップシリンジ	1	50 mL	テルモ株式会社
	イリゲーションシリンジ	1	60 mL	村中医療器株式会社
絹糸	ブレードシルク1(白)	1	40 cm 10本入り	アルフレッサファーマ株式会社
カニュレーション				
1本脱血（大動脈弁置換術）				
・送血管	3-0プロリーン	2	22 mm 1/2C Taper 両端針 90 cm	ジョンソン・エンド・ジョンソン株式会社
・脱血管	4-0プロリーン	1	22 mm 1/2C Taper 両端針 90 cm	ジョンソン・エンド・ジョンソン株式会社
・アンテ	4-0プロリーン	1	18 mm 1/2C Taper 両端針 90 cm	ジョンソン・エンド・ジョンソン株式会社
・ベント	4-0プロリーン プレジェット PF 5×8 mm 1個付ける＋対側プレジェット1個	1	22 mm 1/2C Taper 両端針 90 cm	ジョンソン・エンド・ジョンソン株式会社
・レトロ	5-0プロリーン	1	18 mm 1/2C Taper 両端針 90 cm	ジョンソン・エンド・ジョンソン株式会社
1本脱血（CABG）				
・送血管	3-0プロリーン	2	22 mm 1/2C Taper 両端針 90 cm	ジョンソン・エンド・ジョンソン株式会社
・脱血管	4-0プロリーン	1	22 mm 1/2C Taper 両端針 90 cm	ジョンソン・エンド・ジョンソン株式会社
・アンテ	4-0プロリーン	1	18 mm 1/2C Taper 両端針 90 cm	ジョンソン・エンド・ジョンソン株式会社
2本脱血（僧帽弁形成術，僧帽弁置換術，三尖弁縫縮術）				
・送血管	3-0プロリーン	2	22 mm 1/2C Taper 両端針 90 cm	ジョンソン・エンド・ジョンソン株式会社
・脱血管	4-0プロリーン	2	22 mm 1/2C Taper 両端針 90 cm	ジョンソン・エンド・ジョンソン株式会社
・アンテ	4-0プロリーン	1	18 mm 1/2C Taper 両端針 90 cm	ジョンソン・エンド・ジョンソン株式会社

手術手技など	使用する器具，糸の種類など	数	使用する糸針，器具の詳細など	会社名
・ベント	4-0プロリーン プレジェット PF 5×8mm 1個付ける＋対側プレジェット1個	1	22 mm 1/2C Taper 両端針 90 cm	ジョンソン・エンド・ジョンソン株式会社
・レトロ	5-0プロリーン	1	18 mm 1/2C Taper 両端針 90 cm	ジョンソン・エンド・ジョンソン株式会社
大血管系のときなど				
・鎖骨下動脈送血時	5-0プロリーン	1〜2	18 mm 1/2C Taper 両端針 90 cm	ジョンソン・エンド・ジョンソン株式会社
・大腿動脈送血時	5-0プロリーン	1〜2	18 mm 1/2C Taper 両端針 90 cm	ジョンソン・エンド・ジョンソン株式会社
・大腿静脈脱血時	5-0プロリーン	1〜2	18 mm 1/2C Taper 両端針 90 cm	ジョンソン・エンド・ジョンソン株式会社
・ベント	4-0プロリーン プレジェット PF 5×8mm 1個付ける＋対側プレジェット1個	1	22 mm 1/2C Taper 両端針 90 cm	ジョンソン・エンド・ジョンソン株式会社
・レトロ	5-0プロリーン	1	18 mm 1/2C Taper 両端針 90 cm	ジョンソン・エンド・ジョンソン株式会社
・アンテ	4-0プロリーン	1	18 mm 1/2C Taper 両端針 90 cm	松田医科工業株式会社
・アンテの入替え	4-0プロリーン プレジェット PF 5×8mm 1個付ける＋対側プレジェット1個	1	18 mm 1/2C Taper 両端針 90 cm	ジョンソン・エンド・ジョンソン株式会社
離脱時				
・脱血管	5-0プロリーン	1〜2	18 mm 1/2C Taper 両端針 90 cm	ジョンソン・エンド・ジョンソン株式会社
閉胸				
赤黒コード リード	体外式ペースメーカー用心臓電極 オスピカ・ハートワイヤ	2	一時ペーシングカテーテル	平和物産株式会社
心膜閉鎖	2-0ブレードシルク白黒	1	25 mm 丸針1/2 90 cm 4本入り	松田医科工業株式会社
ワイヤー	COSMO STAINLESS WIRE	1	コスモワイヤー3本/袋 45 cm 6号鈍針	コスモテック株式会社
	横綱Z	1	チタンケーブル60 cm 3本組	松田医科工業株式会社
皮下閉創	0 Safil	2	37 mm 1/2C Taper 90 cm	ビー・ブラウンエースクラップ株式会社
	4/0 Monosyn	2	19 mm 3/8C Cutting 45 cm	
ドレッシング材	アクアセル サージカル		9 cm×10 cm（鎖骨・大腿用）	コンバテック ジャパン株式会社
			9 cm×25 cm（正中創用）	
			9 cm×30 cm（下肢SVG採取部用）	

手術手技など	使用する器具, 糸の種類など	数	使用する糸・針, 器具の詳細など	会社名
僧帽弁形成術				
左房吊り上げ	4-0プロリーン	1	22 mm 1/2C Taper 90 cm	ジョンソン・エンド・ジョンソン株式会社
弁輪の糸	弁形成の糸(6本入)2-0プロラックス青, 白(ポリエステル・ブレイド)	3	17 mm 丸針 7/16 両端針 75 cm	松田医科工業株式会社
修復弁尖吊り上げ	5-0プロリーン	1	RB-1 17 mm 1/2C Taper 60 cm	ジョンソン・エンド・ジョンソン株式会社
弁尖修復時	5-0プロリーン		RB-1 17 mm 1/2C Taper 60 cm	ジョンソン・エンド・ジョンソン株式会社
	6-0プロリーン		13 mm Taper 3/8C Taper 60 cm	ジョンソン・エンド・ジョンソン株式会社
	ゴルフ刃	1	KAI替刃メス 69	カイインダストリーズ株式会社
・ピーリング時	シェルマン鑷子	2		
	長ジャミセン	1	PILLING ジャミセン剪刃 [34-2223]	PILLING
・修復時	5-0用鑷子	1	スキャンラン鑷子 [4004-272]	スキャンラン
	カストロ持針器	2	GEISTER	GEISTER
人工腱索時	CV-5 GORE-TEX	1	TTc-13 3/8C 13 mm 91 cm	日本ゴア株式会社
左心耳閉鎖	4-0プロリーン ブレジェット PF 5×8 mm を付ける+対側ブレジェット2個	1	SH 26 mm 1/2C Taper/Mousse 90 cm	ジョンソン・エンド・ジョンソン株式会社
左房閉鎖	4-0プロリーン ブレジェット PF 5×8 mm を付ける+対側ブレジェット2個	2	SH 26 mm 1/2C Taper/Mousse 90 cm	ジョンソン・エンド・ジョンソン株式会社
逆流確認時など	イリゲーションシリンジ	1	60 mL	村中医療器株式会社
	15EG ネラトンカテーテル	1	1/2 15 cm	株式会社イズモヘルス
スーチャーリング	TMP スーチャーリング	1	SUR-L 縫合糸ガイド	製造販売:株式会社東海メディカルプロダクツ 販売:松田医科工業株式会社
皮膚ペン	Surgical Skin Marker	1		村中医療器株式会社
三尖弁形成術				
下大静脈遮断, 青テープ 上大静脈遮断, 青テープ	シリコンテープ	1	MB50 2本入り	有限会社トミッ
右房吊り上げ	5-0プロリーン	1	18 mm 1/2C Taper 90 cm	ジョンソン・エンド・ジョンソン株式会社
弁輪の糸	三尖弁形成セット(6本入)4-0プロラックス青, 白(ポリエステル・ブレイド)	3	14 mm 丸針 3/8 75 cm	松田医科工業株式会社
右房閉鎖	4-0プロリーン	1	SH 26 mm 1/2C Taper/Mousse 90 cm	ジョンソン・エンド・ジョンソン株式会社
	5-0プロリーン	1	RB-1 17 mm 1/2C Taper 90 cm	ジョンソン・エンド・ジョンソン株式会社
心房中隔閉鎖	4-0プロリーン ブレジェット PF 5×8 mm を付ける+対側ブレジェット	1	SH 26 mm 1/2C Taper/Mousse 90 cm	ジョンソン・エンド・ジョンソン株式会社
逆流確認時など	イリゲーションシリンジ	1	60 mL	村中医療器株式会社
	15EG ネラトンカテーテル	1	1/2 (15cm)	株式会社イズモヘルス
スーチャーリング	TMP スーチャーリング	1	SUR-L 縫合糸ガイド	製造販売:株式会社東海メディカルプロダクツ 販売:松田医科工業株式会社

手術手技など	使用する器具、糸の種類など	数	使用する糸針、器具の詳細など	会社名
左室形成術				
左室吊り上げ	2-0ブレードシルク白黒	2	25 mm 丸針 1/2 95 cm 4本入り（片針2本）	松田医科工業株式会社
乳頭筋吊り上げ	1号フラックス青（ポリエステル・ブレイド）	2	36 mm 丸針 1/2 両端針 75 cm	松田医科工業株式会社
パッチ	ヘマシールドニットファブリック	1	5.1 cm×7.6 cm	マッケ・ジャパン株式会社
	ヘマシールドニットファブリック	1	5.1 cm×15.2 cm	マッケ・ジャパン株式会社
	ゴアテックスEPTFEパッチⅡ	1	60 mm×30 mm	日本ゴア株式会社
・Dor手術	2-0プロリーン	1	SH 26 mm 1/2C Taper/Mousse 90 cm	ジョンソン・エンド・ジョンソン株式会社
	帯フェルト	2	フレックスUSCI/ePTFEフェルト	USCIジャパン株式会社
・SAVE手術	左室形成針 2-0オーバルエム（ポリプロピレン・モノフィラメント）両端針	2～	50 mm 丸針 3/8 両端針 75 cm	松田医科工業株式会社
	左室形成針 2-0オーバルエム（ポリプロピレン・モノフィラメント）両端針	2	50 mm 丸針 3/8 両端針 120 cm	松田医科工業株式会社
	1号フラックス青（ポリエステル・ブレイド）	2	36 mm 丸針 1/2 両端針 75 cm プレジェット PF 7.0×10.0 mm	松田医科工業株式会社
	帯フェルト	2	フレックスUSCI/ePTFEフェルト	USCIジャパン株式会社
・後壁形成術（PRP手術）	左室形成針2-0オーバルエム（ポリプロピレン・モノフィラメント）両端針	2	50 mm 丸針 3/8 両端針 75 cm	松田医科工業株式会社
	左室形成針2-0オーバルエム（ポリプロピレン・モノフィラメント）両端針	2	50 mm 丸針 3/8 両端針 120 cm	松田医科工業株式会社
	1号フラックス青（ポリエステル・ブレイド）	2	36 mm 丸針 1/2 両端針 75 cm プレジェット PF 7.0×10.0 mm	松田医科工業株式会社
大動脈弁形成術				
外側縫合弁輪形成	CV-0	1	36 mm 丸針 1/2 両端針 91 cm	日本ゴア株式会社
外側リング弁輪形成	2-0テフデブッサー	6	22 mm丸針 1/2 両端針 75 cm ePTFEスパゲッティプレジェット 7 mm	株式会社河野製作所
弁尖縫縮	5-0プロリーン	1～	13 mm丸針 3/8 両端針 75 cm	ジョンソン・エンド・ジョンソン株式会社
	6-0プロリーン	1～	13 mm丸針 3/8 両端針 75 cm	ジョンソン・エンド・ジョンソン株式会社
弁尖吊り上げ	CV-7	1	9 mm丸針 弱彎両端針 61 cm	日本ゴア株式会社
remodeling suture	4-0ネスピレン	3	17 mm丸針（黒針）1/2両端針 90 cm	アルフレッサファーマ株式会社
coronary reimplantation	5-0プロリーン	1	17 mm丸針 1/2両端針 90 cm	ジョンソン・エンド・ジョンソン株式会社
eH (effetive height) 測定	MSS-1		成人用	Fehling Instruments（タクト医療株式会社）
	MSS-2		小児用	Fehling Instruments（タクト医療株式会社）
	MSS-3		弁尖長の短い症例用	Fehling Instruments（タクト医療株式会社）
弁尖長（GH）測定	MNV-0			Fehling Instruments（タクト医療株式会社）
弁輪径測定	サイザー	4	16～18 mm, 20～22 mm, 24～26 mm, 28～30 mm	株式会社エムエーコーポレーション（JPクリード株式会社）
reimplantation法				
・弁評価	ルーラー (MNV-0)	1		Fehling Instruments（タクト医療株式会社）
	大動脈弁尖用キャリパー (MSS-1)	1		Fehling Instruments（タクト医療株式会社）
	キャリパー (80D8-400)	1		Scanlan International
・first row	2-0エチボンド	9～12	V4 ゴアテックスプレジェットを付ける	ジョンソン・エンド・ジョンソン株式会社
・交連部固定	4-0プロリーン	3	RB1 ゴアテックスプレジェットを付ける	ジョンソン・エンド・ジョンソン株式会社
・second row	4-0プロリーン	3	RB1	ジョンソン・エンド・ジョンソン株式会社
・冠動脈縫合	5-0プロリーン	2	RB1	ジョンソン・エンド・ジョンソン株式会社
・末梢吻合	4-0プロリーン	2	SH1	ジョンソン・エンド・ジョンソン株式会社

手術手技など	使用する器具，糸の種類など	数	使用する糸針，器具の詳細など	会社名
止血グッズ				
タコシール	タコシール組織接着用シート		レギュラーサイズ9.5×4.8mm	CSLベーリング株式会社
ボルヒール	ボルヒール組織接着用	5mL		化学及血清療法研究所，帝人ファーマ株式会社
ベリプラスト	ベリプラストPコンビセット	5mL		CSLベーリング株式会社
バイオグルー	Bio Glue Syringe	10mL		センチュリーメディカル株式会社
ハイドロフィット	外科用シーラント	2g入りシリンジ，シート0.3mm厚×25×190mm		テルモ株式会社
サージセル	サージセル綿花	2.5×5.1cm		ジョンソン・エンド・ジョンソン株式会社
	サージセルニューニット	15.2×22.9cm		ジョンソン・エンド・ジョンソン株式会社
	サージセルガーゼ	5.1×35.6cm		ジョンソン・エンド・ジョンソン株式会社

表2　僧帽弁形成術に用いるリング（リジッド、セミリジッドリング）

	セント・ジュード・メディカル	エドワーズライフサイエンス	エドワーズライフサイエンス	日本メドトロニック	セント・ジュード・メディカル	ソーリン・グループ	エドワーズライフサイエンス	エドワーズライフサイエンス	日本メドトロニック	ソーリン・グループ
メーカー名	SJM Rigid Saddle Ring	Carpentier-Edwards Classic	Carpentier-Edwards ETLogix	Medtronic Profile 3D	SJM Séguin Ring	CMI MEMO 3D	Carpentier-Edwards Physio II	Edwards Physio	Medtronic CG Future	CMI MEMO 3D RECHORD
剛性	リジッド	リジッド	リジッド	リジッド	セミリジッド	セミリジッド	セミリジッド	セミリジッド	セミリジッド	セミリジッド
形状	フルリング	リング状で前尖側中央に隙間あり	フルリング	フルリング	フルリング	フルリング	フルリング	フルリング	フルリング/バンド	フルリング
コア材質	チタン	チタン	チタン	チタン	UHMWPE 超高分子ポリエチレン	ナイチノール	エルジロイバンド	エルジロイバンド	MP-35N*	ナイチノール
上から見た形状	"D"型	"D"型	非対称	"D"型	"D"型	"D"型	"D"型	"D"型	"D"型 Ring	"D"型
3D形状	自然なサドル型 交連部間比15% 高いA2, P2	フラット	非対称でP3へ傾斜	前尖：25%, 後尖：15%		前尖部がサドル型に数%たわむ	前尖部がサドル型に数%たわむ	前尖部がサドル型に5%たわむ	フラット Band	前尖部がサドル型に数%たわむ
カフ素材	ダブルベロア	ポリエステルニット	ポリエステルニット	ポリエステルニット	ポリエステルニット	ポリエステルニット	ポリエステルニット	ポリエステルニット	ポリエステルニット	ポリエステルニット
サイズ（mm）	24～34	26～40	24～34	24～40	24～40	26～38	24～40	24～40	26～36	26～38
サイジング位置	前尖部、交連部	前尖部、交連部	前尖部	前尖部、交連部	交連部	前尖部、交連部	前尖部、交連部	前尖部	前尖部、線維三角	前尖部、交連部
サイザー形状と使用法	サドルリング専用のワンピース型	ほとんどのEdwards僧帽弁に使用可能なマルチピース型	ETLogix専用のマルチピース型	Profile 3D専用のワンピース型	セガインリング専用のワンピース型	すべてのCMIリングペアに使用可能なツーピース両頭型	ほとんどのEdwards僧帽弁に使用可能なマルチピース型	ほとんどのEdwards僧帽弁に使用可能なマルチピース型	CG-Future専用のマルチピース型	すべてのCMIリングペアに使用可能なツーピース両頭型
製品の特長	自然なサドル型がストレスを減少	従来の3：4のリモデリングリング	非対称の形状がⅢb型の牽引に対応	自然なサドル型がストレスを減少	弁輪の生理学的な動きを温存	縫合カフにカラーボタン含有。前尖部と後尖部の硬さが違う	3：4のセミリジッドリモデリングリング縮性	3：4のセミリジッドリモデリングリング縮性	後尖部でサポート。前尖部は線維三角へ回縫固定	縫合カフにカラーボタン含有。前尖部と後尖部の硬さが違う**
ポジショニング	自然なサドル型のりモデリングリング	典型的なりモデリングリング	Ⅲb型IMR	自然なサドル型のりモデリングリング	典型的なりモデリングリング	典型的なりモデリングリング	セミリジッドリモデリング、収縮性	セミリジッドリモデリング、収縮性	セミリジッドリモデリング、収縮、植込みをやすき	典型的なりモデリングリング

*非磁性（ニッケル、コバルト、クロム、モリブデン合金）、**人工腱索の長さを決定するための腱索ガイディング糸が付いている。

表3 僧帽弁および三尖弁形成術に用いるリング(フレキシブルリング, バンド)

メーカー名	セント・ジュード・メディカル	日本メドトロニック	セント・ジュード・メディカル	エドワーズライフサイエンス	日本メドトロニック
製品名	SJM Tailor Ring	Medtronic Duran Ring	SJM Tailor Band	Edwards Cosgrove	Medtronic Duran Band
形状	カット可能なリング	リング	バンド	バンド	バンド
上から見た形状					
適応	僧帽弁三尖弁	僧帽弁三尖弁	僧帽弁三尖弁	僧帽弁三尖弁	僧帽弁三尖弁
カフ素材	ポリエステルベロア	ポリエステルニット	ポリエステルベロア	ポリエステルベロア	ポリエステルニット
サイズ(mm)	25~35	23~35	25~35	26~38	23~35
サイジング位置	線維三角, 前尖	線維三角, 前尖	線維三角, 前尖	交連部, 前尖	線維三角, 前尖
サイザー形状と使用法	Tailor フレキシブル専用のワンピース型	Duran専用のマルチピース型	Tailor フレキシブル専用のワンピース型	ほとんどのEdwards僧帽弁に使用可能なマルチピース型	Duran専用のマルチピース型

表4 三尖弁形成術に用いるリング（フレキシブルリング，バンド）

項目	セント・ジュード・メディカル	日本メドトロニック	セント・ジュード・メディカル	エドワーズライフサイエンス	日本メドトロニック	エドワーズライフサイエンス	日本メドトロニック	日本メドトロニック	エドワーズライフサイエンス
メーカー名	SJM Tailor Ring	Medtronic Duran Ring	SJM Tailor Band	Edwards Cosgrove	Medtronic Duran Band	Edwards MC3	Medtronic Contour 3D	Medtronic Tri-Ad	Edwards Physio Tricuspid ring
剛性	フレキシブル	フレキシブル	フレキシブル	フレキシブル	フレキシブル	リジッド	リジッド	セミリジッド（一部フレキシブル）*	リジッド（一部セミフレキシブル）**
形状	カット可能なリング	リング	バンド	バンド	バンド	バンド	バンド	バンド	バンド
適応	三尖弁	三尖弁	三尖弁	三尖弁	三尖弁	三尖弁	三尖弁	三尖弁	三尖弁
カフ素材	ポリエステルベロア	ポリエステルニット	ポリエステルベロア	ポリエステルベロア	ポリエステルニット	ポリエステルニット	ポリエステルニット	ポリエステル	ポリエステル
サイズ (mm)	25〜35	23〜35	25〜35	26〜38	23〜35	26〜36	24〜34	26〜36	24〜36
サイジング位置	前尖の面積、中隔尖の距離	前尖の面積、中隔尖の距離	前尖の面積、中隔尖の距離	前尖の面積、中隔尖の距離	前尖の面積、中隔尖の距離	前尖の面積、中隔尖の距離	前尖の面積、中隔尖の距離	前尖と後尖の面積、中隔尖の距離	前尖の面積、中隔尖の距離
サイザー形状と使用法	Tailorフレキシブル専用のワンピース型	Duran専用のマルチピース型	Tailorフレキシブル専用のワンピース型	ほとんどのEdwards僧帽弁に使用可能なマルチピース型	Duran専用のマルチピース型	Edwards専用のマルチピース型	Contour 3D専用のマルチピース型	Tri-Ad専用のマルチピース型	Physio三尖弁専用のマルチピース型
製品の特長	三尖弁3D形状を維持	三尖弁3D形状を維持	三尖弁3D形状を維持	三尖弁3D形状を維持	三尖弁3D形状を維持	三尖弁中隔尖部のみ落ち込んでいる	三尖弁前尖・中隔尖部分に落ち込んでいる	三尖弁3D形状を維持	三尖弁前尖・中隔尖部分ともに落ち込んでいる

*後尖部のみセミフレキシブル、前尖部・中隔尖部フレキシブル、**前尖部・中隔尖部セミフレキシブル、後尖部はリジッド

表5 現在使用可能な人工血管

ストレート

製品名（販売名）	トリプレックス	ゼルウィーブ	J Graft シールド NEO	ヘマシールド・プラチナ ウーブン・ダブルベロア	ヘマシールド・マイクロ ベル・ダブルベロア	インターガード
会社名（発売元）	テルモ/Vascutek	テルモ/Vascutek	日本ライフライン/JUNKEN MEDICAL	マッケ・ジャパン	マッケ・ジャパン	マッケ・ジャパン
素材, 材質	ニット+エラストマー	ウーブン	ウーブン	ウーブン	ニット	ウーブン・ニット
サイズ	8～30 mm×30 cm	8～34 mm×60 cm	7～34 mm×40・50 cm	20～30 mm×50 cm	20～30 mm×50 cm	634 mm×50 cm
移植部位	胸腹部, 胸腹部, 腹部	胸腹部, 胸腹部, 腹部	胸部, 胸腹部, 腹部	胸部, 胸腹部, 腹部	胸部, 胸腹部, 腹部	胸部, 胸腹部, 腹部

4分枝, 1分枝

製品名（販売名）	トリプレックス	ゼルウィーブ	J Graft シールド NEO	ヘマシールド・プラチナ ウーブン・ダブルベロア
会社名（発売元）	テルモ/Vascutek	テルモ/Vascutek	日本ライフライン/JUNKEN MEDICAL	マッケ・ジャパン
素材, 材質	ニット+エラストマー	ウーブン	ウーブン	ウーブン
サイズ	20～30 mm×40 cm	20～30 mm×40 cm	20～30 mm×40 cm	20～30 mm×50 cm
移植部位	胸部, 胸腹部	胸部, 胸腹部	胸部, 胸腹部	胸部, 胸腹部

Valsalva（1分枝）

製品名（販売名）	ゼルウィーブ	J Graft シールド NEO Valsalva
会社名（発売元）	テルモ/Vascutek	日本ライフライン/JUNKEN MEDICAL
素材, 材質	ウーブン	ウーブン
サイズ	24～34 mm× 43.4～44.4 cm	24～30 mm×［（端部）10 mm+（Valsalva洞部）24～30 mm+（本管）40 cm］
移植部位	胸部	胸部

索　引

和　文

あ行

一尖弁（大動脈弁）　92, 132
インクテスト　30

か行

外側縫合弁輪形成術　66
外側リング弁輪形成術　70
カラードプラジェット面積　4
感染性心内膜炎　44, 58
冠動脈ボタン　128, 136

機能性三尖弁逆流　50
機能性僧帽弁逆流　3, 38
逆流テスト　56
逆流率　4
逆流量　4
キャリパー　74, 110, 126
急性解離　138

グラフト　98
　——のトリミング　98
クローバー状edge-edge縫合　56

経心房中隔左房上縁到達法　8

後尖四角切除　14
後尖弁葉三角切除　14
交連下弁輪形成術　66
交連部病変　16
ゴルフメス　34

さ行

サイザー　32
左室拡大　38
左室収縮末期容積係数　42
左室造影グレード分類　4
三尖弁　50
　——感染性心内膜炎　58
三尖弁（大動脈弁）　60, 108

自己心膜プレジェット　22
自己弁温存基部置換術　94
収縮期前方運動　4

心筋保護液　106
人工血管のサイズ　120
人工腱索　24

砂時計型切除縫合　14

石灰部除去　34
接合帯　2
接合長　120
前尖病変　22
前壁中隔形成術　42

僧帽弁　2
　——感染性心内膜炎　44
　——の展開　10
　——への到達法　6
僧帽弁逆流　2
　——の重症度分類　4
僧帽弁狭窄兼閉鎖不全症　32

た行

体外循環　5, 108
大動脈基部　60
　——の剝離　94, 112
大動脈弁形成術　60
大動脈弁閉鎖不全症　60
大動脈弁輪拡張症　108

デブリドマン　44

な行

二次腱索離断　40
二尖弁（大動脈弁）　80, 132
乳頭筋の固定　26

粘液変性　2, 28

は行

ピーリング　34

弁口面積のサイジング　32
変性性僧帽弁逆流　4
弁尖間線維三角　116
弁尖長　64
弁尖吊り上げ　74

弁尖の高さ　110, 120
弁尖分類（大動脈弁の）　80
弁尖縫縮　74
弁輪拡大　38
弁輪固定　104

ま行

水テスト　12, 26, 56

や行

有効逆流弁口面積　4
疣贅　44, 58

ら行

両尖逸脱　28
両乳頭筋縫縮術　42
リングサイズの選択　20, 54

欧　文

annular dilatation　38
anteplegia　5
aortic root remodeling 法　94
aorto-mitral fibrous continuity（AMFC）
　60
arterial wall within ventricle　63

Barlow 病　28
basal ring　62, 94, 122
Brussels height　64, 88

Carbomedics 機械弁用サイザー　32
Carpentier 分類　2
Castroviejo 持針器　26
central plication　74, 86
coaptation zone　2

David 法　108
DeVega 法　50

edge-edge 縫合　56
effective height（eH）　64, 65, 74, 108,
　120
EROA　4
ESVI　42
external ring annuloplasty　70, 84, 94
external suture annuloplasty　66, 82,
　84, 94

fenestration　72, 110
first row　108, 116, 136
functional MR　38
functional TR　50

geometric height（GH）　64, 65, 78, 110,
　120

Hegar ダイレータ　68, 96
height reduction　28

interleaflet triangle　63, 116

Kay 法　50
Koch の三角　50

left ventricular dilatation　38

Marfan 症候群　138
myxomatous degeneration　2

one-undersized annuloplasty　38

PRP 手術（posterior restoration
　procedure）　42

raphe　132, 136
　——の数　80
reimplantation 法　108
remodeling 法　94
resuspension　74
retroplegia　5
root geometry　96

SAVE 手術（septal anterior ventricular
　exclusion）　42
second chordal cut　40
second row　108, 124, 136
sinking sinus　62
sino-tubular junction（STJ）　63, 116
sliding plasty　18, 28
strand　72
subcommissural annuloplasty　66

transseptal-superior approach　8
tricuspidization 法　88
two-undersized annuloplasty　38

Valsalva　64
　——グラフト　122
Valsalva 洞　65
vena contracta width　4
ventricle within sinus　62
ventriculo-aortic junction（VAJ）　62,
　64, 65, 94

Yacoub 法　94

著者略歴

▌磯村　正 (いそむら　ただし)
▌東京ハートセンター副院長

1951年	山口県に生まれる
1979年	久留米大学大学院修了
1979年	ハーバード大学ベスイスラエル病院 (米国)
1982年	久留米大学病理学講師
1985年	トロント大学トロント総合病院 (カナダ)
1987年	久留米大学外科学講師
1997年	湘南鎌倉総合病院心臓血管外科部長
2000年	葉山ハートセンター副院長
2001年	葉山ハートセンター院長
2005年	葉山ハートセンター心臓外科センター長
2008年	信州大学診療特任教授 (兼任)
2015年	都立広尾病院心臓血管外科
2015年	東京ハートセンター心臓血管外科特任部長
2015年	大和成和病院心臓血管外科スーパーバイザー
2016年	東京ハートセンター副院長

所属学会・認定・資格
AATS (米国胸部外科学会) メンバー，STS (米国心臓血管外科学会) メンバー，EACTS (ヨーロッパ胸部外科学会) メンバー，日本胸部外科学会指導医，日本心臓血管外科学会専門医，日本外科学会認定医，日本外科学会指導医，日本胸部外科学会評議員，日本循環器学会評議員，日本心臓病学会評議員，日本冠動脈外科学会評議員，日本冠疾患学会理事など

著書
「治せない心臓はない」講談社，2009年／「磯村心臓血管外科手術書」南江堂，2015年

▌小宮　達彦 (こみや　たつひこ)
▌倉敷中央病院心臓血管外科主任部長

1958年	東京都に生まれる
1984年	京都大学医学部卒業
1985年	倉敷中央病院心臓血管外科
1990年	Hôpital Marie Lannelongue (フランス)
1993年	倉敷中央病院心臓血管外科副医長
1997年	倉敷中央病院心臓血管外科主任
2000年	倉敷中央病院心臓血管外科主任部長
2013年	京都大学臨床教授 (兼任)
2016年	京都大学論文博士

所属学会・認定・資格
EACTS (ヨーロッパ胸部外科学会) メンバー，Heart Valve Society メンバー，日本胸部外科学会指導医，心臓血管外科専門医，日本外科学会指導医，心臓血管外科修練指導者，日本胸部外科学会評議員，日本心臓血管外科学会評議員，日本冠動脈外科学会理事，日本冠疾患学会評議員，日本経カテーテル心臓弁治療学会理事，関西胸部外科学会評議員など

著書
「とことんやさしい！心臓外科手術の術後ケア」メディカ出版，2012年

▌國原　孝 (くにはら　たかし)
▌心臓血管研究所付属病院心臓血管外科部長

1964年	神奈川県に生まれる
1991年	北海道大学医学部卒業
1991年	北海道大学第二外科，循環器外科関連病院
1995年	国立札幌病院心臓血管外科
1996年	北海道大学病院循環器外科
2000年	ザールランド大学病院胸部心臓血管外科 (ドイツ)
2003年	北海道大学病院循環器外科
2007年	ザールランド大学病院胸部心臓血管外科 (ドイツ)
2013年	心臓血管研究所付属病院心臓血管外科部長
2015年	東京慈恵会医科大学非常勤講師 (兼任)
2016年	北海道大学客員教授 (兼任)
2016年	東京医科歯科大学臨床教授 (兼任)
2016年	獨協医科大学臨床教授 (兼任)

所属学会・認定・資格
【所属学会】日本外科学会，日本胸部外科学会，日本心臓血管外科学会，日本血管外科学会，日本循環器学会，EACTS (ヨーロッパ胸部外科学会)，STS (米国心臓血管外科学会)，【認定・資格】心臓血管外科専門医 (修練指導者)，日本外科学会指導医，日本胸部外科学会指導医，ドイツ心臓外科専門医 (Facharzt)，ドイツ医師免許 (Approbation)，ドイツ准教授 (Habilitation)，日本心血管脳卒中学会運営委員，不整脈外科研究会世話人，日本胸部外科学会関東甲信越地方会幹事，日本不整脈心電学会評議員など

著書
「大動脈弁形成術のすべて」文光堂，2015年 (共編者)／「ハートチームのための心臓血管外科手術 周術期管理のすべて」メディカルビュー社，2017年 (編者)

心臓弁形成手術書[Web 動画付]—スペシャリストのコツ，技とキレ

2017 年 9 月 5 日　発行	著　者 磯村　正，小宮達彦，國原　孝
	発行者 小立鉦彦
	発行所 株式会社 南 江 堂
	☜113-8410 東京都文京区本郷三丁目 42 番 6 号
	☎(出版)03-3811-7236　(営業)03-3811-7239
	ホームページ http://www.nankodo.co.jp/
	印刷・製本 真興社
	装丁 花村　広

Heart Valve Repair：Tips, technique and crispness of specialists
©Nankodo Co., Ltd., 2017

定価はカバーに表示してあります．　　　　　　　　　Printed and Bound in Japan
落丁・乱丁の場合はお取り替えいたします．　　　　　ISBN978-4-524-25537-5
ご意見・お問い合わせはホームページまでお寄せください．

本書の無断複写を禁じます．

JCOPY 〈(社)出版者著作権管理機構 委託出版物〉

本書の無断複写は，著作権法上での例外を除き，禁じられています．複写される場合は，そのつど事前に，
(社)出版者著作権管理機構(TEL 03-3513-6969，FAX 03-3513-6979，e-mail: info@jcopy.or.jp)の
許諾を得てください．

本書をスキャン，デジタルデータ化するなどの複製を無許諾で行う行為は，著作権法上での限られた例外
(「私的使用のための複製」など)を除き禁じられています．大学，病院，企業などにおいて，内部的に業
務上使用する目的で上記の行為を行うことは私的使用には該当せず違法です．また私的使用のためであっ
ても，代行業者等の第三者に依頼して上記の行為を行うことは違法です．